极简穴位按摩祛百病

强身保健康，捏捏按按一身轻松
小病不求医，按摩远离常见病痛

高荣荣 ◎ 编著

中医古籍出版社
Publishing House of Ancient Chinese Medical Books

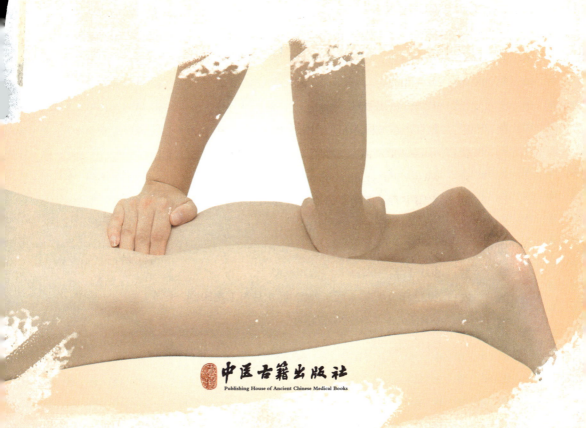

图书在版编目（CIP）数据

极简穴位按摩祛百病 / 高荣荣编著. -- 北京：中医古籍出版社, 2022.9

ISBN 978-7-5152-2560-9

Ⅰ.①极… Ⅱ.①高… Ⅲ.①穴位按压疗法 Ⅳ.①R245.9

中国版本图书馆CIP数据核字(2022)第152708号

极简穴位按摩祛百病

高荣荣　编　著

责任编辑：	吴　頔
封面设计：	王青宜
出版发行：	中医古籍出版社
社　　址：	北京市东城区东直门内南小街 16 号（100700）
电　　话：	010-64089446（总编室）010-64002949（发行部）
网　　址：	www.zhongyiguji.com.cn
印　　刷：	水印书香（唐山）印刷有限公司
开　　本：	710mm×1000mm　1/16
印　　张：	14
字　　数：	200 千字
版　　次：	2022 年 9 月第 1 版　2022 年 9 月第 1 次印刷
书　　号：	ISBN 978-7-5152-2560-9
定　　价：	68.00 元

前言 Preface

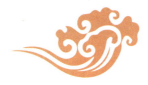

  按摩又称推拿，是祖国传统医学的瑰宝，长期以来为中华民族的健康做出了巨大贡献。按摩不需要特殊医疗设备，也不受时间、地点、气候条件的限制，随时随地都可实行；且平稳可靠，易学易用，无任何不良反应。对正常人来说，按摩能增强人体的免疫力，取得预防疾病的效果；对病人来说，既可缓解局部症状，又可帮助患部恢复功能，从而收到良好的治疗效果。随着人们自我保健意识的不断增强，按摩既可保健养生又可治疗疾病，这样的绿色生态自然疗法越来越受到人们的欢迎。

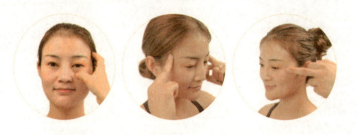

  本书详细介绍了各种按摩手法，以及各种手法的辨证施术规律、各种手法的不同排列组合、现代常见多发疾病的按摩选穴及手法等。全书以中医理论为基础，结合西医学理论知识，运用按摩手法治各种病症，配以真人操作示范图，让读者一看就懂、一学就会。本书实用性、可操作性强，是现代家庭养生保健、防病治病的必备工具书。

编　者

目录
Content

PART 1

按摩
保健祛病好方法

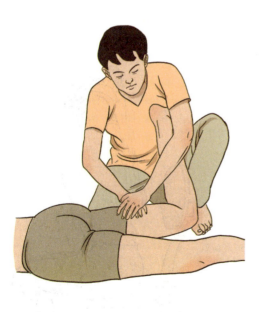

取穴定位特简单
一、体表解剖标志定位法　2
二、手指身寸法　4
三、骨度折量定位法　5
四、简便定位法　6

一定要懂的按摩手法
常用的按摩手法与作用　7
按摩的准备工作　15
按摩的强度与时间　17
按摩也要知道补泻　18
按摩治疗的适应证与禁忌证　20
按摩的注意事项　22
按摩异常情况的处理　23

PART 2
轻松按摩 告别颈肩腰腿疼

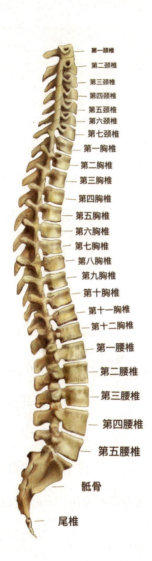

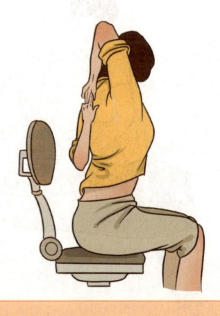

颈椎病　25

肩周炎　29

手臂疼痛　33

腕关节扭伤　38

踝关节扭伤　43

膝关节痛　47

急性腰扭伤　51

腰肌劳损　55

腰背痛　59

PART 3

疏通经络 摆脱常见疾病

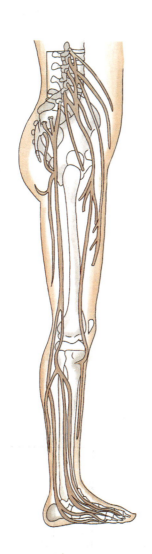

感冒　64

咳嗽　68

神经衰弱　73

失眠　77

心悸　81

眩晕　85

偏头痛　91

胃痛　95

腹痛　98

慢性腹泻　102

便秘　106

高血压　110

低血压　114

过敏性鼻炎　118

牙痛　122

咽痛　126

耳鸣、耳痛　130

三叉神经痛　133

风湿痛　137

尿频　141

痔疮　144

PART 4
夫妻按摩 告别妇科、男科病

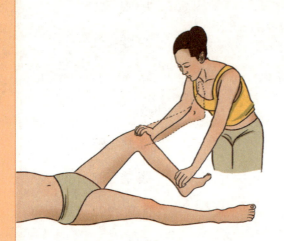

月经不调 149

痛经 153

经前紧张综合征 157

带下病 163

急性乳腺炎 167

乳腺增生 171

慢性盆腔炎 175

遗精 179

阳痿、早泄 183

性欲亢进 187

性冷淡 193

PART 5
捏捏按按 保健美容特轻松

皮肤粗糙 202

面部皱纹 205

眼袋 209

视疲劳 213

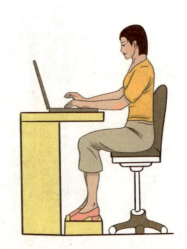

PART 1

第一章

按摩
保健祛病好方法

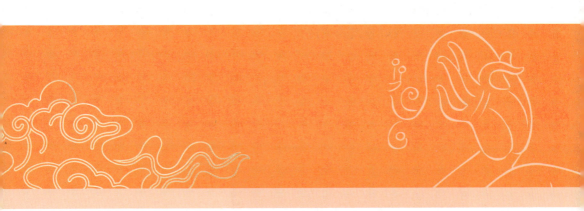

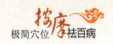

取穴定位

特简单

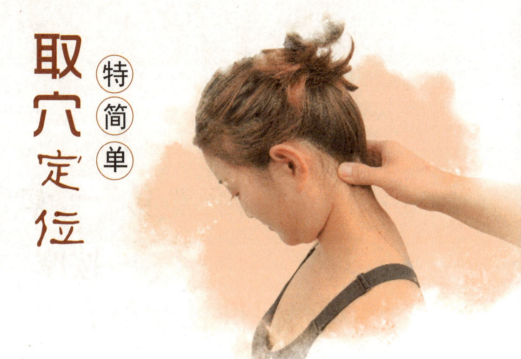

　　取穴是否准确，直接影响按摩的疗效。因此，按摩强调准确取穴。为了准确取穴，必须掌握好腧穴的定位方法。

　　腧穴定位的描述采用标准解剖学体位。即身体直立，两眼平视前方，两足并拢，足尖向前，上肢下垂于躯干两侧，掌心向前。

　　常用的腧穴定位方法有以下四种。

 一、体表解剖标志定位法

　　体表解剖标志定位法，是以人体解剖学的各种体表标志为依据来确定腧穴位置的方法。体表解剖标志，可分为固定标志和活动标志两种。

1. 固定标志

指在人体自然姿势下可见的标志，包括由骨节和肌肉所形成的突起或凹陷、五官轮廓、发际、指(趾)甲、乳头、肚脐等。借助固定标志来定位取穴是常用的方法，如鼻尖取素髎、两眉中间取印堂、两乳中间取膻中、脐中旁开2寸取天枢、腓骨小头前下方凹陷处取阳陵泉等。

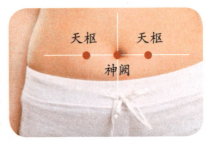

脐中旁开2寸取天枢

2. 活动标志

指在人体活动姿势下出现的标志，包括各部的关节、肌肉、肌腱、皮肤随着活动而出现的空隙、凹陷、皱纹、尖端等。例如：微张口，耳屏正中前缘凹陷中取听宫，闭口取下关；屈肘取曲池，展臂取肩髃；拇指上跷取阳溪，掌心向胸取养老等。

常用定穴解剖标志的体表定位方法如下：

第2肋：平胸骨角水平，锁骨下可触及的肋骨即第2肋。

第4肋间隙：男性乳头平第4肋间隙。

第7颈椎棘突：颈后隆起最高且能随头旋转而转动者为第7颈椎棘突。

第2胸椎棘突：直立，两手下垂时，两肩胛骨上角连线与后正中线的交点。

第3胸椎棘突：直立，两手下垂时，两肩胛冈内侧端连线与后正中线的交点。

第7胸椎棘突：直立，两手下垂时，两肩胛骨下角的水平线与后正中线的交点。

第12胸椎棘突：直立，两手下垂时，横平两肩胛骨下角与两髂嵴最高点连线的中点。

第4腰椎棘突：两髂嵴最高点连线与后正中线的交点。

第2骶椎：两髂后上棘连线与后正中线的交点。

骶管裂孔：取尾骨上方左右的骶角，与两骶角平齐的后正中线上。

肘横纹：与肱骨内上髁、外上髁连线相平。

腕掌侧远端横纹：在腕掌部，与豌豆骨上缘、桡骨茎突尖下连线相平。

腕背侧远端横纹：在腕背部，与豌豆骨上缘、桡骨茎突尖下连线相平。

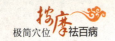

二、手指身寸法

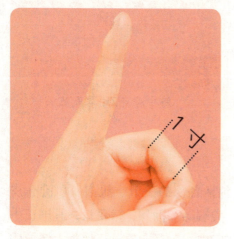

手指身寸法，又称手指同身寸定位法，是指依据被取穴者本人手指所规定的分寸以量取腧穴的方法。此法主要用于下肢部。在具体取穴时，医者应当在骨度折量定位法的基础上，参照被取穴者自身的手指进行比量，并结合一些简便的活动标志取穴方法，以确定腧穴的标准定位。

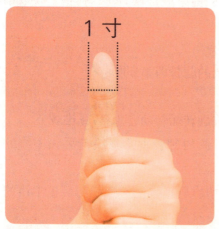

1. 中指同身寸

以被取穴者的中指中节桡侧两端纹头(拇指、中指屈曲成环形)之间的距离作为1寸。

2. 拇指同身寸

以被取穴者拇指的指间关节的宽度作为1寸。

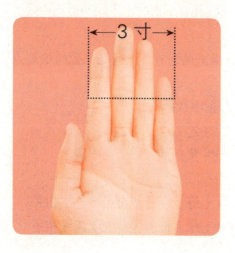

3. 横指同身寸

被取穴者手四指并拢，以其中指中节横纹为准，其四指的宽度作为3寸。四指相并名曰"一夫"，用横指同身寸法量取腧穴，又名"一夫法"。

三、骨度折量定位法

骨度折量定位法，是以体表骨节为主要标志折量全身各部的长度和宽度，定出分寸，用于腧穴定位的方法。即以《灵枢·骨度》规定的人体各部的分寸为基础，结合后世医家创用的折量分寸（将设定的两骨节点之间的长度折量为一定的等分，每1等分为1寸，10等分为1尺），作为定穴的依据。全身主要骨度折量寸见下表。

常用骨度表

分部	起止点	常用骨度	度量法	说明
头部	前发际至后发际	12寸	直寸	如前后发际不明，从眉心至大椎穴作18寸，眉心至前发际3寸，大椎穴至后发际3寸
	耳后两完骨（乳突）之间	9寸	横寸	用于量头部的横寸
胸腹部	天突至歧骨（胸剑联合）	9寸	直寸	胸部与胁部取穴直寸，一般根据肋骨计算，每一肋骨折作1寸6分；"天突"指天突穴的位置
	歧骨至脐中	8寸		
	脐中至横骨上廉（耻骨联合上缘）	5寸		
	两乳头之间	8寸	横寸	胸腹部取穴，可根据两乳头之间的距离折量。女性可用左右缺盆穴之间的宽度来代替两乳头之间的横寸
背腰部	大椎以下至尾骶	21寸	直寸	背部腧穴根据脊椎定穴。一般临床取穴，肩胛骨下角相当第7（胸）椎，髂嵴相当第16椎（第4腰椎棘突）
	两肩胛骨脊柱缘之间	6寸	横寸	
上肢部	腋前纹头（腋前皱襞）至肘横纹	9寸	直寸	用于手三阴、手三阳经的骨度分寸
	肘横纹至腕横纹	12寸		
侧胸部	腋以下至季胁	12寸	直寸	"季胁"指第11肋端
侧腹部	季胁以下至髀枢	9寸	直寸	"髀枢"指股骨大转子
下肢部	横骨上廉至内辅骨上廉（股骨内髁上缘）	18寸	直寸	用于足三阴经的骨度分寸
	内辅骨下廉（胫骨内髁下缘）至内踝高点	13寸		
	髀枢至膝中	19寸	直寸	用于足三阴经的骨度分寸；前面相当犊鼻穴，后面相当委中穴；臀横纹至膝中，作14寸折量
	臀横纹至膝中	14寸		
	膝中至外踝高点	16寸		
	外踝高点至足底	3寸		

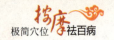

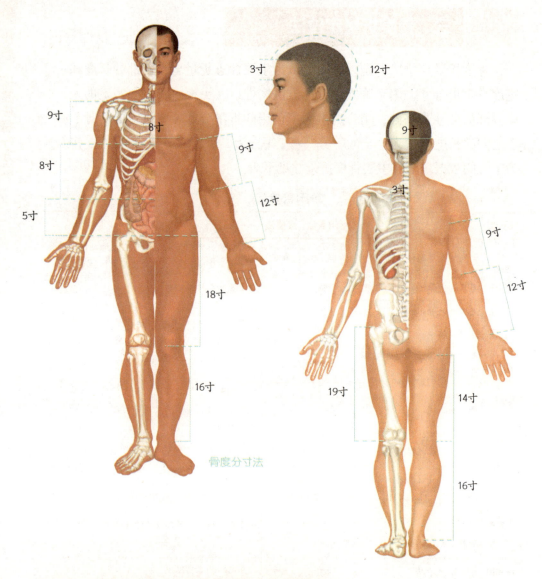

骨度分寸法

 四、简便定位法

  简便定位法，是临床中一种简便易行的腧穴定位方法。如立正姿势，手臂自然下垂，其中指端在下肢所触及处为风市；两手虎口自然平直交叉，一手食指压在另一手腕后高骨的上方，其食指尽端到达处取列缺等。此法是一种辅助取穴方法。

一定要懂的按摩手法

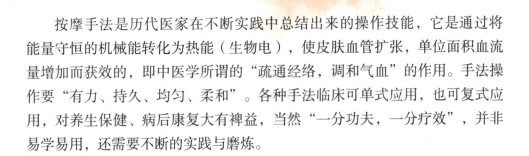

第一章 按摩 保健祛病好方法

按摩手法是历代医家在不断实践中总结出来的操作技能，它是通过将能量守恒的机械能转化为热能（生物电），使皮肤血管扩张，单位面积血流量增加而获效的，即中医学所谓的"疏通经络，调和气血"的作用。手法操作要"有力、持久、均匀、柔和"。各种手法临床可单式应用，也可复式应用，对养生保健、病后康复大有裨益，当然"一分功夫，一分疗效"，并非易学易用，还需要不断的实践与磨炼。

常用的按摩手法与作用

按法

手法：用手指或手掌着力于体表，力量要由轻到重，使患部有一定压迫感后，持续一段时间，再慢慢放松，也可以有节律地一按一松。这种按压法在操作时一定要注意按压的强度与频率，不可过重、过急，应富有弹性。按法在施术时根据不同部位、不同疾病及不同的治疗目的，可分为拇指按、中指按、拳按、掌按、肘按。此外，还可以利用按摩工具进行按压等。

作用：按法是一种较强刺激的手法，有镇静止痛、放松肌肉的作用。指按法适用于全身各部穴位；掌按法常用于腰背及下肢部；肘按法压力最大，多用于腰背、臀部和大腿部。

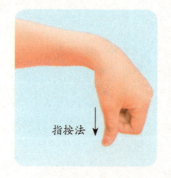
指按法

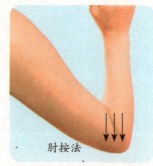
肘按法

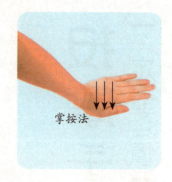
掌按法

推法

手法：用指、掌、肘部着力于人体某一个部位或穴位，做前后、上下或左右的推动。推法在应用时力量要由轻到重，根据不同部位决定用力大小。用力大时，作用达到肌肉、内脏；用力小时，作用达到皮下组织。一般频率为每分钟50～150次，开始稍慢，逐渐加快。根据不同的部位和病情，推法可分为拇指推、手掌推、肘尖推、拳推。

作用：消积导滞，解痉镇痛，消瘀散结。

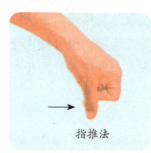
指推法

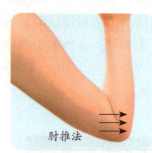
肘推法

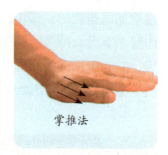
掌推法

拿法

手法：用拇指与食指、中指或其他手指相对做钳形用力，捏住某一部位或穴位，做一收一放或持续的揉捏动作。拿法不同于捏法，不是将力量集中指尖上，而是指腹和手指的整个掌面着力。使用拿法时，腕要放松灵活，要由轻到重，再由重到轻。在拿法的同时可结合提法，提拿并用。在提拿某肌腹时，作用力要与肌腹相垂直，即纵行肌腹横向提拿，横行肌腹纵向提拿。此类手法强度比较大，被治疗者反应明显，手法强度一般以提拿时感觉酸胀、微痛，放松后感觉舒展、轻快的手法较为合适。通常是做定点拿、揉、提的手法，也可做移动拿、揉手法。拿法可根据不同疾病和不同部位，采用三指拿、四指拿、五指拿和抖动拿等。速度可快可慢，要有节奏，要连续，不可忽快忽慢，忽轻忽重。

作用：拿法刺激较强，常配合其他手法，用于颈项、肩部和四肢等部位，具有祛风散寒、舒筋通络、缓解痉挛、消除肌肉酸胀及缓解疲劳的功效，在颈椎按摩时应用较多。

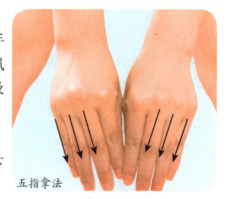
五指拿法

捏法

手法：将皮肤提起，作用于皮肤与皮下组织。捏法有两种。一种是用拇指和食指、中指两指相对，捏住一定部位，对称用力，将皮肉捏起，双手交替捻动，向前推进，手法强度可轻可重。轻的，患者感到温和舒展；重的，患者感到酸胀。频率可快可慢，快者每分钟100次以上，慢者每分钟30～60次。另一种，手握空拳状，用食指中节和拇指指腹相对，捏住一定部位，对称用力，将皮肉捏起，双手交替捻动，向前推进，捏法可单手操作，也可双手操作。捏法常用于治疗小儿疾患，如食欲不振、消化不良、腹泻，也可用于成年人按摩。

作用：舒筋通络、行气活血、调理脾胃，常用于头面、腰背、胸胁及四肢部位。

揉法

手法：用手指或手掌面在身体某个部位做回旋揉动。揉法的作用力一般不大，仅达到皮下组织，但重揉时可以作用于肌肉。频率较慢，每分钟50～100次，一般是由轻到重，再至轻。此种手法较温和，多在疼痛部位或强手法刺激后使用，也可在放松肌肉、解除局部痉挛时用。操作时手指和手掌应紧贴皮肤，与皮肤之间不能移动，而皮下的组织被揉动，幅度可逐渐扩大。根据按揉的部位不同，可分为拇指揉、大鱼际揉、肘揉、掌揉，等等。

作用：本法轻柔缓和，刺激量小，适用于全身各部位，具有舒筋活络、活血化瘀、消积导滞、缓解肌肉痉挛、软化瘢痕的功效。

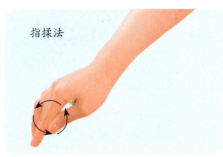
指揉法

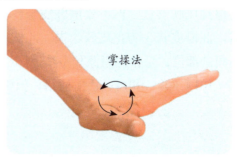
掌揉法

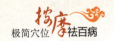

点法

手法：用指端、屈曲之指间关节或肘尖，集中力点，作用于施术部位或穴位上，称点法。操作时要求部位准确，力量渗透。

作用：活血止痛、解除痉挛、调整脏腑功能，适用于全身各部位及穴位。

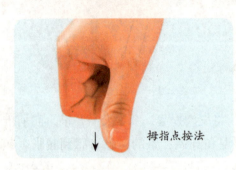

拇指点按法

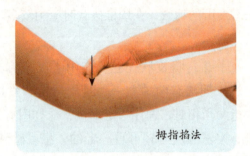

拇指掐法

掐法

手法：是用拇指、中指或食指指甲在身体某个部位或穴位上，做深入并持续的掐压。掐法刺激较强，常用于穴位刺激按摩。操作时用力要由小到大，使其作用力由浅到深。掐法作用于穴位，患者可有强烈的酸胀感觉，称"得气"反应。掐法也可称为"指针法"，是以指代针的意思。另与掐法近似的一种指切法，是用一手或两手拇指做一排排轻巧而密集的掐压，边掐边向前推进，这一方法一般用于组织肿胀的治疗。

作用：刺激穴位，疏通经脉，消肿散瘀，镇静安神，醒神开窍等。

擦法

手法：以手掌或大鱼际、小鱼际附着于一定部位，进行直线往返摩擦，称擦法。其作用力浅，仅作用于皮肤及皮下。其频率较高，达每分钟100～200次。擦法常要擦到皮肤发红，但不要擦破皮肤，故在操作时多用介质以润滑皮肤，防止皮肤受损。此法可单手操作，根据不同的部位，可分为指擦和手掌擦。

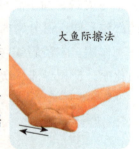

大鱼际擦法

作用：益气养血，活血通络，消肿止痛，祛风除湿，温经散寒等。

摩法

手法：用手指或手掌在身体某一部位或穴位上，沿着皮肤表面做顺时针或逆时针方向的回旋摩动。操作时指或掌不要紧贴皮肤，在皮肤表面做回旋性的摩动，作用力温和而浅，仅达皮肤与皮下。摩法的频率根据病情的需要而定，一般慢者每分钟30～60次，快者每分钟100～200次。摩法可分为单手摩和双手摩。摩法在临床应用时常借助介质，如药膏、药水、姜汁等，以增强手法的防治功效。摩法根据不同部位有指摩、掌摩、掌根摩三种。

作用：理气活血，消肿止痛，消积导滞，健脾和胃，调理脏腑，增强皮肤弹性等。

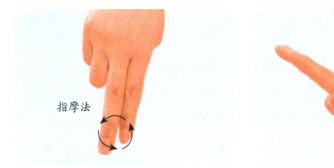
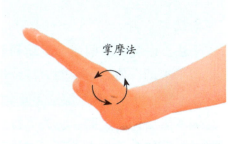

振法

手法：用手掌或手指为着力部，在人体某一穴位或部位做振动的手法。操作时要着力实而频率快，使其有向深部渗透的感觉。有些部位的穴位振法，用手振比较累，可以使用电振器做治疗，通常每个穴位可做1分钟。振法可单手操作，也可用双手重叠操作。根据治疗部位不同，可分为指振法、掌振法、电振法三种。

作用：解痉止痛，消除疲劳等。

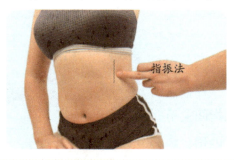
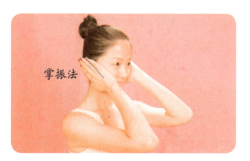

一指禅推法

手法：以拇指指端螺纹面或偏锋为着力点，前臂做主动摆动，带动腕部摆动和拇指关节屈伸活动，称一指禅推法。肩、肘、腕、指各关节必须自然放松，拇指要吸定在皮肤上，不能摩擦及跳跃。力量均匀渗透，保持一定的压力、频率及摆动幅度，频率为每分钟120～160次。总地来说，本法的操作要领在于一个"松"字，只有将肩、肘、腕、掌各部位都放松，才能使功力集中于拇指，做到"蓄力于掌、发力于指、着力于螺纹"，使手法动作灵活，力量沉着，刺激柔和有力，刚柔相济，才称得上一指禅功。

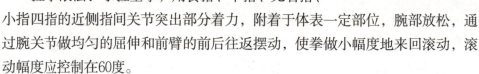

作用：调和营卫，行气活血，健脾和胃，调节脏腑。

滚法

手法：由腕关节的屈伸运动和前臂的旋转运动带动空拳滚动，使之产生的力持续作用于部位或穴位。颈椎按摩可分为侧掌滚法和握拳滚法两种。

侧掌滚法：肩、肘、腕关节自然放松，以小指掌指关节背侧为着力点，吸定于治疗部位，不应拖动和跳跃，保持一定的压力、频率和摆动幅度。

握拳滚法：手握空拳，用食指、中指、无名指、小指四指的近侧指间关节突出部分着力，附着于体表一定部位，腕部放松，通过腕关节做均匀的屈伸和前臂的前后往返摆动，使拳做小幅度地来回滚动，滚动幅度应控制在60度。

作用：滚法压力较大，接触面较广，适用于肩背、腰及四肢等肌肉丰厚部位，具有缓解肌肉和韧带痉挛、增强肌肉及韧带活力、促进血液循环、消除肌肉疲劳的功效。

摇法

手法：用一手握住关节近端肢体，另一手握住关节远端肢体，做缓和回旋转动的手法，称摇法。适用于颈、肩、肘、腕、掌、指关节或指间关节，髋、膝、踝等关节，动作要缓和，用力沉稳，摇动幅度要在生理范围内。

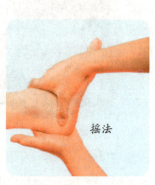

作用：本法常用于颈项、腰部及四肢关节，具有滑利关节、松解粘连、整复错位的功效。

抹法

手法：用手指或手掌为着力部，紧贴于按摩部位，以均衡的压力抹向一边的一种手法。其作用力可深可浅，浅在皮肤，深在肌肉。其强度不大，作用柔和。一般常用双手同时操作，也可单手操作。根据不同的部位，有指抹、掌抹、理筋三种方法。抹法不同于推法，它的着力一般较推法为重。推法是单方向的移动，抹法则可根据不同的治疗位置任意往返移动，抹法的频率也较推法更慢。

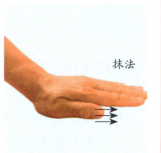

抹法

作用：本法具有镇静安神、清醒头目、行气散血的功效，常用于头部、颈项部，适宜于治疗颈椎病引起的头痛、头晕等症。

搓法

手法：是用双手掌面或小鱼际部分对称挟住肢体一定穴位，相对用力，自上而下快速搓动的一种手法。其作用力可达肌肉、肌腱、筋膜、骨骼、关节囊、韧带等处。强度轻时感觉肌肉轻松，强度大时则有明显的酸胀感。频率一般每分钟30～50次，搓动速度开始时由慢而快，结束时由快而慢。搓法有掌搓和侧掌搓两种。

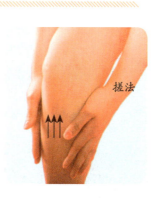

搓法

作用：疏通经络，调和气血，消除疲劳。

拍捶法

手法：用手指或手掌轻巧地拍打身体某一部位，叫拍法。用空心拳或拳侧面捶击身体某部位，为捶法。拍法着力较轻，多用于胸廓、背部及表浅的关节部位；捶法作用力较重，可达肌肉、关节与骨骼。捶法，轻而缓慢的操作可使筋骨舒展，重而快速的捶击可使肌肉兴奋。不论拍、捶，在操作时要以腕发力，由轻到重，由慢到快，或一阵快、一阵慢交替操作。动作要协调、灵活，着力要有弹性。可单手操作，也可双手操作。根据病变部位的不同而分别选用拍、捶的方法。拍法可分为指拍、指背拍和掌拍，捶法可分为直拳

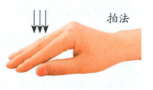

拍法

捶、卧拳捶和侧拳捶。

作用：行气活血，祛风散寒，消除肌肉疲劳，缓解局部酸胀。

梳头栉发

手法：双手十指弯曲，从前至后做梳头动作。动作轻快，适用于头部。

作用：清头明目，醒神止眩，行气活血，通络止痛等。

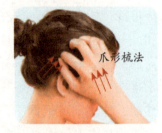

击法

手法：用拳背、掌根、掌侧小鱼际、指尖或器具叩击体表，称击法。用力快速，垂直向下，速度均匀而有节奏。

作用：调和气血，安神醒脑，消除疲劳。拳击法常用于腰背部，掌击法常用于头顶、腰臀及四肢部，侧击法常用于腰背及四肢部，指尖击法常用于头面、胸腹部，棒击法常用于头顶、腰背及四肢部。

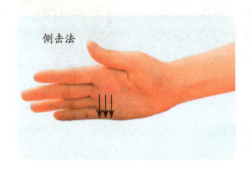 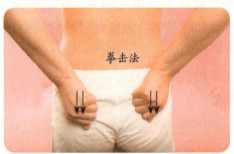

拔伸法

手法：固定肢体或关节的一端，牵拉另一端的方法，称拔伸法。用力应均匀持续，忌用暴力。可用于头颈部、肩部、腰部、腕部及手指。

作用：本法具有整复错位、矫正畸形、增大关节间隙、减轻压迫刺激的功效，常用于整复扭错的肌腱和移位关节。

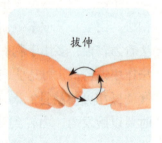

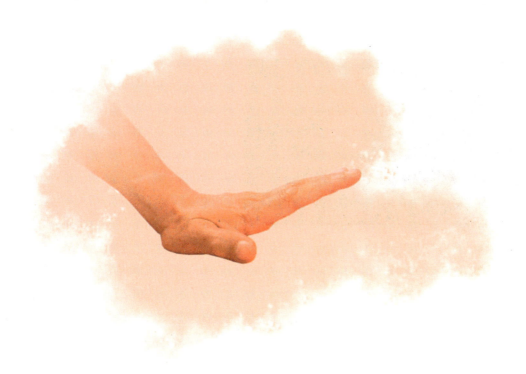

第一章 按摩 保健祛病好方法

 按摩的准备工作

按摩介质

按摩时，为了减少对皮肤的摩擦，或者为了借助某些药物的辅助作用，可以在施术部位的皮肤上涂些液体、膏剂或撒些粉末，这些液体、膏剂或粉末统称为按摩介质，也称按摩递质。按摩介质的使用，在我国有悠久的历史，《景岳全书》记载："治发热便见腰痛者，以热麻油按痛处揉之可止。"

（1）凉水：有清凉肌肤和退热的功效，用于外感热病。

（2）红花油：由水杨酸甲酯、红花、薄荷脑配制而成，有消肿止痛等作用，用于急性或慢性软组织损伤。

（3）麻油：即食用麻油，常在擦法时使用，可加强透热效果，有滋润作用。

（4）蛋清：将鸡蛋穿一小孔，取蛋清使用，有清凉去热，祛积消食的功效，小儿按摩用。

（5）薄荷水：取少量薄荷，用开水浸泡后放凉去渣即可应用，有清凉解表、清利头目的作用。

（6）木香水：取少量木香，用开水浸泡后，放凉去渣，即可应用，有行气、活血、止痛的作用。

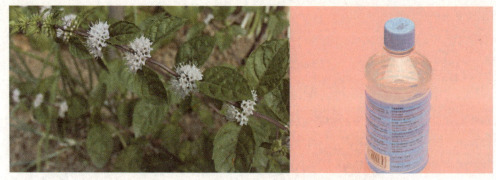

薄荷　　　　　　　　　　　医用酒精

（7）滑石粉：医用滑石粉即可，有润滑皮肤、减少皮肤擦伤和吸水的作用。

（8）爽身粉：有吸水、清凉、增强皮肤润滑的作用。

（9）冬青膏：将水杨酸甲酯与凡士林混合制成冬青膏，有加强透热和润滑作用。

（10）医用酒精：有退热作用。

（11）白酒：即食用的普通白酒，有活血止痛的作用。

（12）药酒：如五加皮酒、独活寄生酒等，可视病情的不同选择不同的药酒，有祛风除湿、活血止痛、通经活络的作用。

（13）外用药酒：浸泡于1.5千克高浓度白酒中，2周后用，有行气活血、化瘀通络功效，用于各种慢性软组织损伤和软骨退行性病变（处方：归尾、桂枝各30克，乳香、没药、马钱子、川乌、草乌各20克，血蝎、广木香、生地黄各10克，冰片1克）。

介质的选择

（1）辨证选择：寒证用具有温热散寒作用的介质，如葱姜水、冬青膏等；热证用具有清凉退热作用的介质，如凉水、乙醇等；虚证用具有滋补作用的介质，如药酒、冬青膏等；实证用具有清泻作用的介质，如蛋清、红花油等；其他证型用一些中性介质，如滑石粉、爽身粉等。

（2）辨病选择：软组织损伤选用活血化瘀、消肿止痛、透热性强的介质，如红花油、冬青膏等；小儿斜颈选用润滑性能较强的滑石粉、爽身粉等；发热选用清热性能强的凉水、酒精等。

（3）根据年龄选择：老人常用油剂和酒剂，小儿常用滑石粉、爽身粉、凉水、酒精、葱姜水、蛋清等。

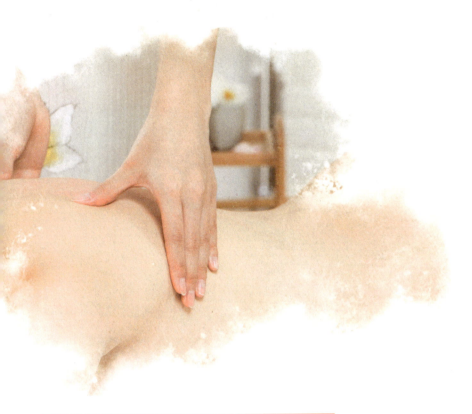

按摩的强度与时间

按摩的强度：根据患者的症状、体征、治疗部位以及耐受能力，选择适宜的按摩手法和按摩强度。正常按摩有一定的酸胀感，如果患者出现刺痛或疼痛到令人难以忍受，甚至大叫出来的情况，都是不正常的，极有可能已经造成软组织挫伤以及皮下出血。所以，优秀按摩师的手法应该做到"均匀、有力、柔软、深透"及"轻而不浮、重而不滞、柔中带刚、刚中夹柔"。

按摩的时间：根据病情及治疗部位而定。急性期患者每次的治疗时间较短，慢性期患者的治疗时间可以稍长。局部或单一关节的治疗，每次10~15分钟；较大面积或多部位的治疗，每次20~30分钟；住院患者可以每天治疗1~2次，门诊患者每天治疗1次，或每周治疗2~3次。

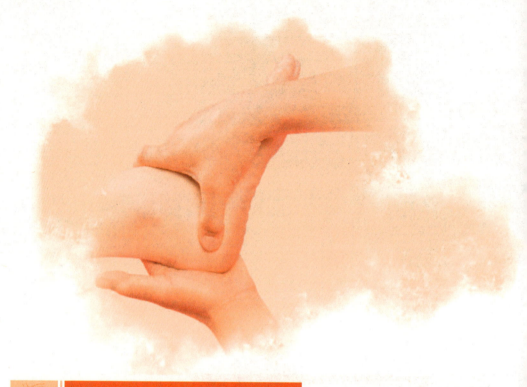

按摩也要知道补泻

"虚则补之,实则泻之"是中医治疗的基本法则之一。按摩在治疗中通过在一定的部位或穴位,给予一定时间、一定刺激量及一定操作方向的各种手法操作,从而达到补泻的目的,补其不足,泻其有余。

按摩依靠手法在体表一定部位施以刺激,可起到明显的补泻作用,就这些作用的本质来看,是属于"补"和"泻"的范畴。

(1)轻重补泻法:补法是较轻刺激的按摩手法,手法柔和、轻快、时间较长;泻法是较重刺激的按摩手法,用力由轻入重,时间较短。例如,脾胃虚弱,在脾俞、胃俞、中脘、气海等穴用轻柔的一指禅推法进行较长时间的节律性刺激,可取得较好的效果。胃肠痉挛则在背部相应腧穴或胃脘部,用点、按等较强烈的手法做较短时间的刺激,痉挛即可缓解。

(2)左右旋转补泻法:按摩治疗时,以中指、食指、拇指或用大鱼际按摩某一部位,沿顺时针旋转(向右旋转)为泻法,沿逆时针旋转(向左旋转）为补法。关于按摩的旋转补法，诸书记载不一，多用于小儿按摩。明代《小儿按摩经》载："掐脾土，曲指左旋为补，直推为泻。"《幼科按摩秘诀》载："左转补兮，右转泻。"如成人按摩中的摩腹，沿顺时针方向操作有明显的通便作用；若手法为逆时针操作，可使胃肠的消化功能增强，起到健脾和胃的作用。

（3）迎随补泻法：《灵枢·九针十二源》篇对迎随补泻有具体的说明，如"……往者为逆，来者为顺，明知逆顺，正行无问。逆而夺之，恶得无虚，追而济之，恶得无实……迎而夺之者，泻也；追而济之者，补也"。临床按摩时，需通而补者，应顺其经脉的走向进行按摩。如在患病有关的经脉下段，沿着经脉方向，在穴位上进行长时间缓慢柔和的按摩，以使气血通畅，使虚衰的组织器官恢复正常的机能活动。这就是随其气去而济之的手法，是一种补虚的手法。需行而泻之者，应逆其经脉的走向进行按摩。如在与患病有关的经脉上段，逆着经脉的方向，在经穴上进行短时间的重手法按摩，或逆其经脉方向施以重力推法，或用压法、掐法等。操作时要逆着经脉的方向，这就是逆其气至而夺之的手法，是一种泻实的手法。

如周于蕃在《小儿推拿秘诀》"推肚脐"一节中曾说："推肚脐，须蘸汤，往小腹下推，则泻，由小腹往肚脐上推，则补。"因为足三阴经从足走腹，交手三阴经，任脉亦由下而上行之，往小腹下推是逆其经脉循行的方向，故为泻法；往上推则是顺其经脉循行的方向，故为补法。

（4）平补平泻法（调法）：按摩时，在某一施术部位或穴位上做逆时针和顺时针交替旋转揉摩，或手法往返经脉（穴位）上操作，为平补平泻法，能活血调气、通经活络。如进行躯干、四肢按摩时，需通行经络，应先顺经按摩，稍停，再逆经推，或逆经按摩，这种往返推送的按摩方法即为平补平泻手法。

按摩手法的补泻作用并非一成不变，具有相对性、灵活性。多种因素的影响常导致同一手法在同一强度、频率、方向所体现的补泻作用截然不同，这就要求按摩医师要灵活对待（因地、因时、因人制宜）。

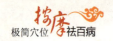

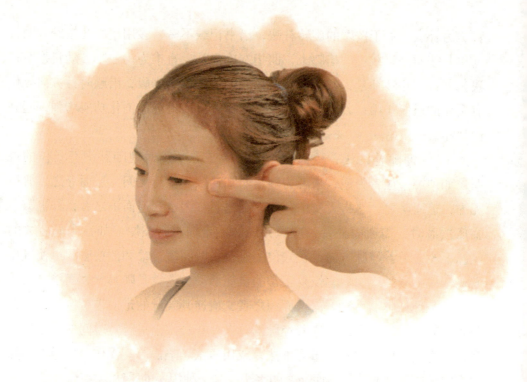

 ## 按摩治疗的适应证与禁忌证

按摩的适应证

按摩治疗的适应证涉及骨伤科、内科、妇科、儿科、五官科、神经科疾病，同时亦用于减肥、美容及保健等。

（1）骨伤科疾病：颈椎病、落枕、颈肩综合征、前斜角肌综合征、肩关节周围炎、肋软骨炎、腰椎后关节紊乱、急性腰扭伤、慢性腰肌劳损、腰椎滑脱症(轻度)、第三腰椎横突综合征、骶髂关节半脱位、臀中肌损伤、梨状肌综合征、尾骨挫伤。各种常见关节脱位，如下颌关节脱位、肩关节脱位、肘关节脱位、桡尺远端关节分离症、髋关节脱位等。四肢关节损伤，如肩关节扭挫伤、肘关节扭挫伤、腕关节扭挫伤、半月板损伤、关节脂肪垫劳损、关节内外侧副韧带损伤、踝关节扭伤、跟腱损伤。此外，还有退行性脊柱炎、类风湿性关节炎、肱二头肌长头腱鞘炎、肩峰下滑囊炎、肱骨外上髁炎、肱骨内上髁炎、桡骨茎突部狭窄性腱鞘炎、指部腱鞘炎（掌指关节腱鞘炎）等。

（2）内科疾病：感冒、胃脘痛、胃下垂、胆绞痛、呃逆、便秘、腹泻、肺气肿、哮喘、高血压、冠心病、糖尿病、尿潴留、眩晕、昏厥以及阳痿等。

（3）妇科疾病：急性乳腺炎、月经不调、痛经、闭经、带下病、产后缺乳、产后耻骨联合分离症、妇女绝经期综合征、慢性盆腔炎、子宫脱垂等。

（4）儿科疾病：脑性瘫痪、咳嗽、发热、泄泻、呕吐、疳积、佝偻病、夜啼、遗尿、脱肛、肌性斜颈、小儿麻痹后遗症、臂丛神经损伤、斜视、桡骨小头半脱位等。

（5）五官科疾病：近视、视神经萎缩、慢性鼻炎、慢性咽炎、急性扁桃体炎、耳鸣、耳聋等。

（6）神经科疾病：面瘫、失眠、神经性偏头痛、臂丛神经损伤、坐骨神经痛、中风后遗症等。

按摩的禁忌证

以下情况一般不适合选用按摩治疗：

（1）各种急性传染病。

（2）各种恶性肿瘤部位及其骨转移部位。

（3）各种溃疡性皮肤病。

（4）烧伤、烫伤。

（5）各种感染性、化脓性疾病和结核性关节炎。

（6）严重心脏病、肝病。

（7）严重的(不能合作、不能安静)精神病。

（8）经期、妊娠期妇女疾病(注：严禁按摩腹部)。

（9）胃穿孔、十二指肠穿孔等急性病症。

（10）年老体弱的危重病患者。

（11）诊断不明，不知其治疗要领的疾病(如骨折、骨裂和颈椎脱位等)，也应视为禁忌证。

（12）诊断不明确的急性脊柱损伤或伴有脊髓症状的患者，手法可能加剧脊髓损伤。

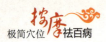

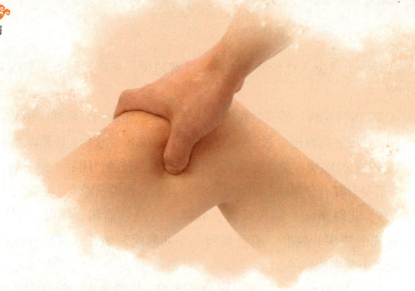

按摩的注意事项

　　按摩师不仅要有熟练的按摩手法，还要有中医学知识，熟悉经络腧穴及西医的解剖、生理、病理学知识等。治疗前应审症求因、辨证辨病，全面了解患者的病情，排除按摩禁忌证。按摩过程中，要随时观察和询问患者的反应，适时调整手法的力度，做到均匀柔和、持久有力。对老人、儿童，按摩时应掌握适宜的刺激量，真正做到使患者不知其苦。急性软组织损伤、局部疼痛肿胀较甚、瘀血甚者，应选择远端穴位进行按摩操作，待病情缓解后，再行局部操作。按摩者手要保持清洁，指甲要每天修剪。冬季要保持温暖，要坚持使用介质（加滑石粉等），防止损伤患者的皮肤。按摩时应全神贯注。

　　对于饱餐后、大量饮酒后、暴怒后、大运动量后的患者，一般不予立即治疗。按摩的一个疗程以10～15次为宜，两个疗程间需休息2～3日。

　　按摩医师在操作时必须选择适当的体位。在进行胸部、腹部、腰背部、四肢操作时均可持自然站立位，两腿呈丁字步或呈弓步。在按摩治疗头面部、颈部、肩及上肢部、胸腹部、下肢部及小儿疾病时，可采取坐姿。

　　患者应采取适当的体位以配合治疗。治疗头面部、胸腹部、下肢前侧部疾病时，患者取仰卧位，即面部向上，双上肢置于身体两侧，双下肢自然伸直。治疗胁部、髋部疾病时，患者取侧卧位，双下肢自然屈曲，或下侧腿伸直，上侧腿屈曲；下侧上肢屈肘约90度，上侧上肢自然伸直置于体侧或撑于床面。治疗头面部、颈部、肩及上背部、腰部疾病时，也可以指导患者取端坐位。

按摩异常情况的处理

按摩是一种外治法，与药物内治是有区别的。临床上，如果手法操作不当，不但达不到应有的疗效，而且会加重患者的痛苦，甚至会导致不良后果，危及生命，故应当积极预防按摩意外的发生。一旦发生意外，应及时正确处理。按摩意外涉及肢体的软组织损伤、骨与关节损伤、神经系统损伤、内脏损伤等。

软组织损伤

软组织包括皮肤、皮下组织、肌肉、肌腱、韧带、关节附件等。皮肤损伤在按摩临床上最为常见。其原因有三：第一，初学按摩者，手法生硬，不能做到柔和渗透，从而损伤皮肤。第二，粗暴的手法是造成皮肤损伤的另一原因。粗暴施加压力或小幅度急速而不均匀地使用擦法，易致皮肤损伤。第三，手法操作过久，长时间吸定在某个的部位上，局部皮肉及软组织的感觉相对迟钝，痛阈提高，可导致皮肤损伤。

预防及处理：要求施术者加强手法基本功的训练，正确掌握各种手法的动作要领，提高手法的熟练程度，并使用适当的按摩介质。

骨与关节损伤

主要包括骨折和脱位两大类。临床上，由于按摩手法过于粗暴，或对关节的正常活动度认识不足，被动运动超过正常关节活动度，而使骨与关节、软组织损伤。或由于施术者对疾病的认识不足，操作前毫无准备，手法操作不当而造成病理骨折，甚至导致医源性骨与关节损伤。

预防及处理：要求施术者对骨与关节的解剖结构和正常的活动幅度有深刻的认识；在按摩治疗时不乱使用强刺激手法及大幅度地超越骨与关节活动范围的手法。一旦发生意外应及早处理，同时要分辨是局部损伤还是合并有邻近脏器的损伤。

PART 2

第二章
轻松按摩
告别颈肩腰腿疼

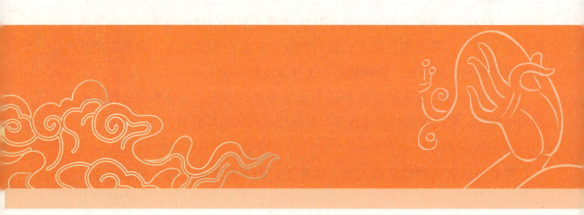

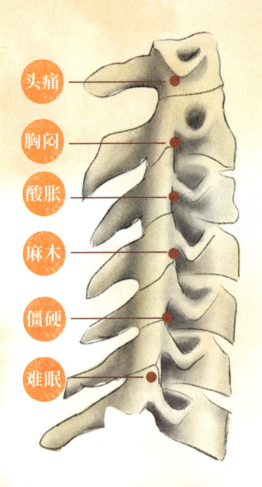
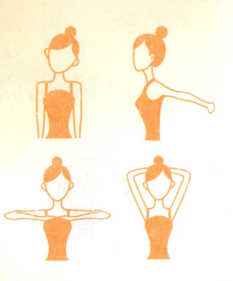
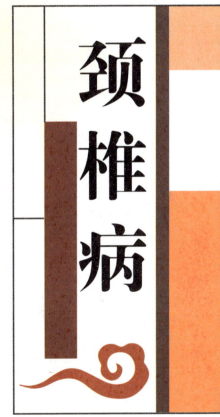

- 头痛
- 胸闷
- 酸胀
- 麻木
- 僵硬
- 难眠

颈椎病

颈椎病，是由于颈部长期劳损，颈椎及其周围软组织发生病理性改变或骨质增生等，导致颈神经根、颈部脊髓、椎动脉及交感神经受到压迫或刺激而引起的一组复杂的症候群。一般出现颈僵，活动受限，一侧或两侧颈、肩、臂出现放射性疼痛，头痛头晕，肩、臂、指麻木，胸闷心悸等症状，多因外感风寒湿邪，体内气血运行不畅所致。另外，各种慢性损伤也会造成颈椎及其周围肌肉不同程度的损伤。按摩是治疗颈椎病的一种常用方法，通过按摩可缓解局部肌肉痉挛，改善局部血液循环，加强颈部肌肉的力量，增加颈椎的稳定性，达到解除症状之目的，它适用于大多数颈椎病患者。

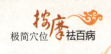

揉捏风池穴

祛风解表
清利头目

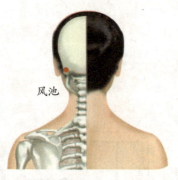
风池

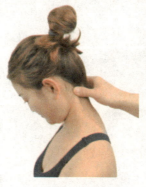

【按摩方法】被按摩者取坐位，按摩者站在被按摩者背后，用拇指指腹或食指、中指两指并拢，用力环行按揉风池穴，同时头部尽量向后仰，以局部出现酸、沉、重、胀感为宜。每次揉按10分钟，早、晚各按揉一次。

【定位取穴】该穴位于项部，在枕骨之下，与风府穴相平，胸锁乳突肌与斜方肌上端之间的凹陷处（或当后头骨下，两条大筋外缘陷窝中，与耳垂齐平）。

按揉肩井穴

祛风清热
活络消肿

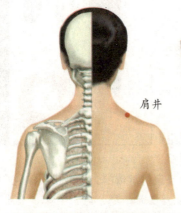
肩井

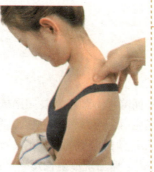

【按摩方法】被按摩者取坐位，按摩者用双手拇指按压肩井穴大约1分钟，然后按揉约2分钟，以局部出现酸、麻、胀的感觉为佳。

【定位取穴】该穴位于肩胛区，第7颈椎棘突与肩峰最外侧点连线中点，肩部最高处，即乳头正上方与肩线交接处。

按揉天宗穴

第二章 轻松按摩 告别颈肩腰腿疼

功效 通络止痛

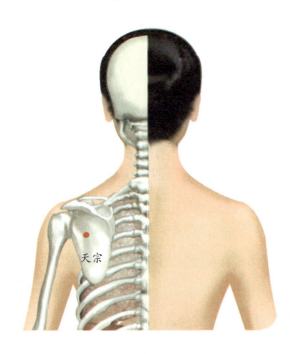

【定位取穴】该穴位于肩胛部，冈下窝中央凹陷处，与第4胸椎相平。垂臂，由肩胛冈下缘中点至肩胛下角连线，上1/3与下2/3交点处即是。

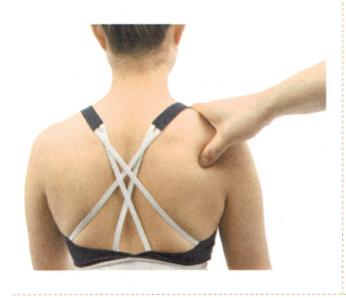

【按摩方法】被按摩者取坐位或俯卧，按摩者用两手拇指指腹沿顺时针方向按揉天宗穴约1分钟，然后沿逆时针方向按揉约1分钟，以局部出现酸、麻、胀感觉为佳。

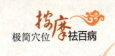

按揉曲池穴

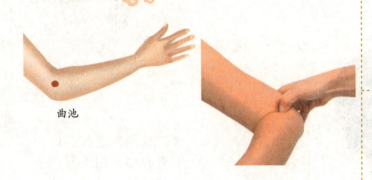

曲池

【功效】疏风清热 清泻肝火

【按摩方法】按摩者一手托着被按摩者的手臂，另一手拇指沿顺时针方向按揉曲池穴约2分钟，然后沿逆时针方向按揉约2分钟，左右手交替进行，以局部出现酸、麻、胀感觉为佳。

【定位取穴】该穴位于肘横纹外侧端，屈肘时，尺泽与肱骨外上髁连线中点。

掐揉合谷穴

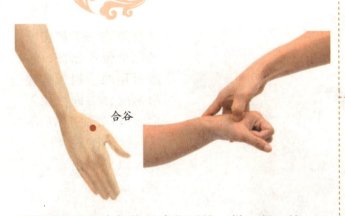

合谷

【功效】祛风解表 开窍醒神 镇静止痛

【按摩方法】大拇指垂直往下按，做一紧一按、一揉一松的按压，按压的力量要慢慢加强，频率为每分钟30次，按压穴位时以出现酸、麻、胀感觉为佳。

【定位取穴】该穴位于手背第1、第2掌骨间，第2掌骨桡侧的中点处。以一手的拇指掌面指关节横纹，放在另一手的拇指、食指的指蹼缘上，屈指当拇指尖尽处即是。

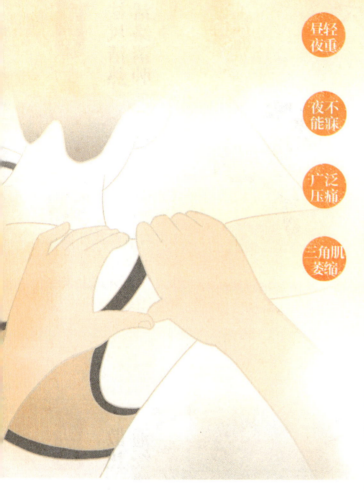
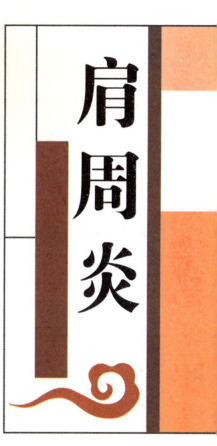

- 昼轻夜重
- 夜不能寐
- 广泛压痛
- 三角肌萎缩

肩周炎

　　肩周炎又称漏肩风、五十肩、冻结肩，是以肩关节疼痛和活动不便为主要症状的常见病症。早期肩关节呈阵发性疼痛，常因天气变化及劳累而诱发。以后逐渐发展为持续性疼痛，并逐渐加重，昼轻夜重，夜不能寐，不能向患侧侧卧，肩关节向各个方向的主动和被动活动均受限。肩部受到牵拉时，可引起剧烈疼痛。肩关节可有广泛压痛，并向颈部及肘部放射，还可出现不同程度的三角肌萎缩。中医认为肩周炎的发病与气血不足、外感风寒湿邪及闪挫劳伤有关，肩周筋脉不畅，致使气血不通而痛，遂生骨痹。采用手法按摩配合肩关节功能锻炼可治疗肩关节周围炎，其疗效显著。手法按摩可改善患部的血液循环，加速渗出物的吸收，起到通络止痛的作用；功能锻炼可以松解粘连，滑利关节，以促进肩关节功能的恢复，两者相得益彰。

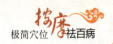

按揉肩井穴

祛风清热　活络消肿

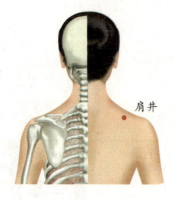
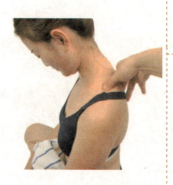

【按摩方法】被按摩者取坐位，按摩者用双手拇指按压肩井穴大约1分钟，然后按揉约2分钟，以局部出现酸、麻、胀感觉为佳。

【定位取穴】该穴位于肩胛区，第7颈椎棘突与肩峰最外侧点连线中点，肩部最高处，即乳头正上方与肩线交接处。

按揉肩贞穴

散热　通经络

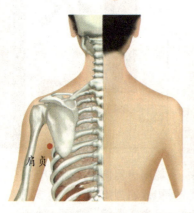
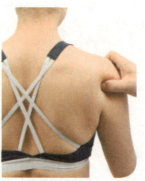

【按摩方法】被按摩者取坐位，按摩者用双手拇指按压肩贞穴大约1分钟，然后按揉约2分钟，以局部出现酸、麻、胀感觉为佳。

【定位取穴】该穴位于肩关节后下方，臂内收时，腋后纹头上1寸。

按揉肩髃穴

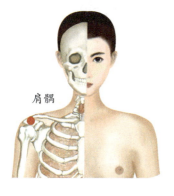

肩髃

【按摩方法】被按摩者取坐位，按摩者用拇指沿顺时针方向按揉肩髃穴约2分钟，然后沿逆时针方向按揉约2分钟，以局部出现酸、麻、胀感觉为佳。

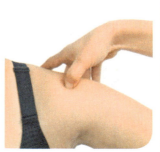

功效

通经活络
疏散风热

【定位取穴】该穴位于肩峰端下缘，当肩峰与肱骨大结节之间，三角肌上部中央。臂外展或平举时，肩部出现两个凹陷，前面一个凹陷窝即是。

按揉肩髎穴

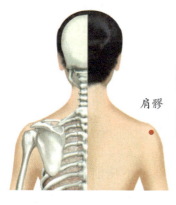

肩髎

【按摩方法】被按摩者取坐位，按摩者用拇指沿顺时针方向按揉肩髎穴约2分钟，然后沿逆时针方向按揉约2分钟，以局部出现酸、麻、胀感觉为佳。

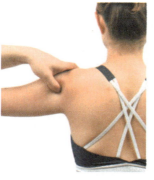

功效

祛风湿
通经络

【定位取穴】该穴位于肩部，肩髃后方，当肩关节外展时，于肩峰后下方呈现凹陷处。上臂外展平举，肩关节部即可出现两个凹陷窝，后面一个凹陷窝即是。

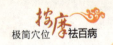

按揉曲池穴

功效　疏风清热　清泻肝火

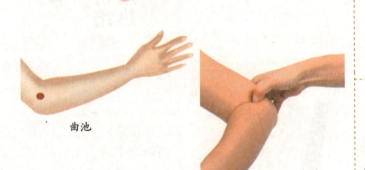

曲池

【按摩方法】按摩者一手托着按摩者的手臂，另一手拇指沿顺时针方向按揉曲池穴约2分钟，然后沿逆时针方向按揉约2分钟，左右手交替进行，以局部出现酸、麻、胀感觉为佳。

【定位取穴】该穴位于肘横纹外侧端，屈肘时，尺泽与肱骨外上髁连线的中点。

按揉条口穴

功效　舒筋活络　理气和中

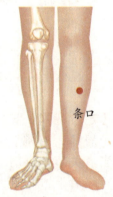 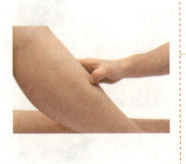

条口

【按摩方法】被按摩者俯卧位，按摩者用拇指沿顺时针方向按揉条口穴约2分钟，然后沿逆时针方向按揉约2分钟，以局部出现酸、麻、胀感觉为佳。

【定位取穴】该穴位于小腿前外侧，当犊鼻下8寸，距胫骨前缘一横指。

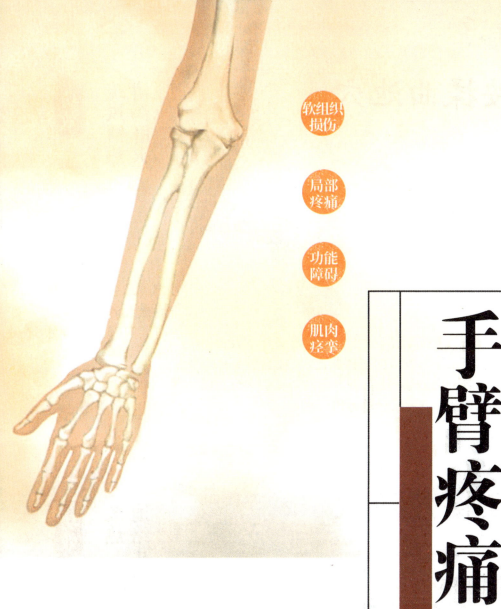

手臂疼痛

- 软组织损伤
- 局部疼痛
- 功能障碍
- 肌肉痉挛

　　手、臂疼痛，有可能是软组织损伤所致，表现为局部疼痛、功能障碍、肌肉痉挛。按摩能调整机体气血阴阳，疏通气血、活血化瘀、消肿止痛。

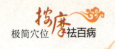

按揉曲池穴

功效 疏风清热 清泻肝火

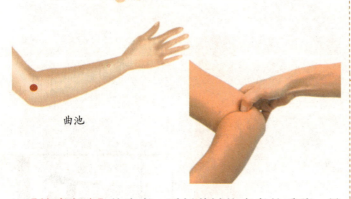

曲池

【定位取穴】该穴位于肘横纹外侧端,屈肘时,尺泽与肱骨外上髁连线的中点。

【按摩方法】按摩者一手托着被按摩者的手臂,另一手拇指沿顺时针方向按揉曲池穴约2分钟,然后沿逆时针方向按揉约2分钟,左右手交替进行,以局部出现酸、麻、胀感觉为佳。

点按尺泽穴

功效 散热 通络止痛

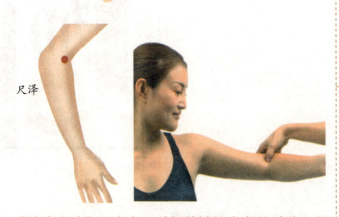

尺泽

【定位取穴】该穴位于手臂内侧中央处有粗腱,腱的外侧即是(或在肘横纹中,肱二头肌桡侧缘凹陷处)。

【按摩方法】按摩者一手托着被按摩者的手臂,另一手拇指点按尺泽穴约2分钟,左右手交替进行,以局部出现酸、麻、胀感觉为佳。

按揉手三里穴

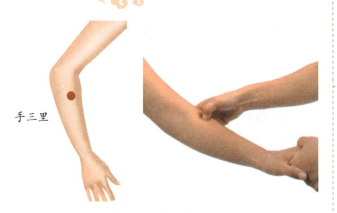

功效 通经活络 消肿止痛

【定位取穴】该穴位于前臂背面桡侧，阳溪与曲池连线上，肘横纹下2寸。

【按摩方法】按摩者一手托着被按摩者的手臂，另一手拇指沿顺时针方向按揉手三里穴约2分钟，然后沿逆时针方向按揉约2分钟，左右手交替进行，以局部出现酸、麻、胀感觉为佳。

按揉孔最穴

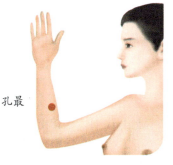

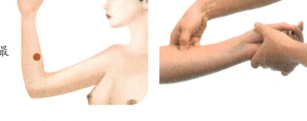

功效 清热发表 消肿止痛

【定位取穴】该穴位于前臂掌面桡侧，尺泽穴与太渊穴连线上，腕横纹上7寸处。伸前臂仰掌，前臂内侧，在尺泽穴与太渊穴连线的上5/12处既是。

【按摩方法】按摩者一手托着被按摩者的手臂，另一手拇指沿顺时针方向按揉孔最穴约2分钟，然后沿逆时针方向按揉约2分钟，左右手交替进行，以局部出现酸、麻、胀感觉为佳。

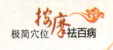

揉掐列缺穴

功效

止咳平喘 通经活络 利水通淋

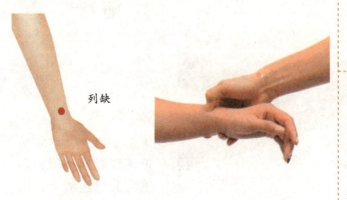

列缺

【定位取穴】该穴位于前臂桡侧缘,桡骨茎突上方,腕横纹上1.5寸处。肱桡肌腱与拇长展肌腱之间,拇长展肌腱沟的凹陷处。

【按摩方法】按摩者一手托住被按摩者的前臂,用另一手拇指轻揉列缺穴30秒,然后用拇指和食指掐按1分钟,以局部出现酸、麻、胀感觉为佳。

掐揉合谷穴

功效

祛风解表 开窍醒神 镇静止痛

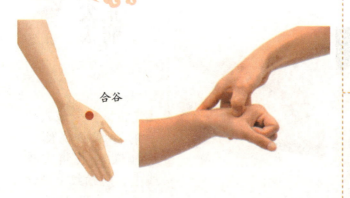

合谷

【定位取穴】该穴位于手背第1、第2掌骨间,第2掌骨桡侧的中点处。以一手的拇指掌面指关节横纹,放在另一手的拇指、食指的指蹼缘上,屈指当拇指尖尽处即是。

【按摩方法】大拇指垂直往下按,做一紧一按、一揉一松的按压,按压的力量要慢慢加强,频率为每分钟30次,按压穴位时以出现酸、麻、胀感觉为佳。

点揉阳池穴

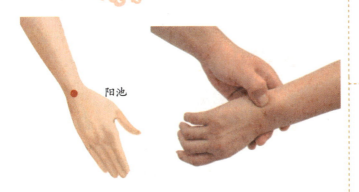

调畅气血

【定位取穴】该穴位于腕背横纹中，指总伸肌腱的尺侧缘凹陷处（即第4掌骨向上到腕关节横纹凹陷处）。

【按摩方法】按摩者一手托着被按摩者的前臂，用拇指点按阳池穴30秒，随即沿顺时针方向按揉约1分钟，然后沿逆时针方向按揉约1分钟，以局部出现酸、麻、胀感觉为佳。

掐揉神门穴

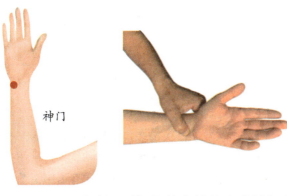

养心安神 通经活络

【定位取穴】该穴位于腕部，掌侧远端横纹尺侧端，尺侧腕屈肌腱的桡侧凹陷处。

【按摩方法】按摩者一手拇指掐住被按摩者神门穴约30秒，然后松开5秒，反复操作，直到出现酸、麻、胀感觉为止，左右手交替进行。

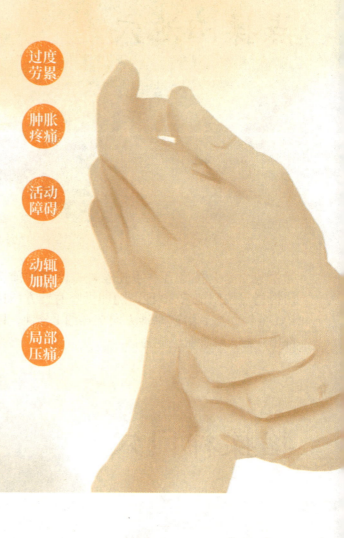

腕关节扭伤

- 过度劳累
- 肿胀疼痛
- 活动障碍
- 动辄加剧
- 局部压痛

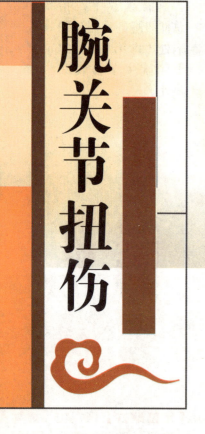

腕部结构复杂，关节多，骨块多，韧带多，有丰富的血管、肌腱、神经。由于手腕活动度大，常用力，所以损伤的机会也较多。腕部损伤大多由直接或间接暴力引起，亦有因腕关节长期反复操劳或过度劳累所致。受直接或间接暴力撞击者必须排除腕骨骨折或尺骨、桡骨下端骨折。临床上，腕关节的急性扭伤可见腕部肿胀疼痛，功能活动障碍，动辄加剧，局部压痛。慢性劳损者肿胀疼痛不明显，仅有乏力或不灵活的感觉。按摩能松解粘连，解除痉挛，促进血肿消散，减轻疼痛，可用来治疗腕关节的软组织损伤。

点揉阳溪穴

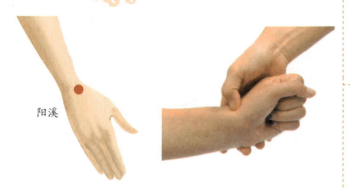

 功效

疏通经络
调理气血
通利关节

【定位取穴】该穴位于腕背横纹桡侧，手拇指向上跷时，拇短伸肌腱与拇长伸肌腱之间的凹陷处。

【按摩方法】按摩者一手托着被按摩者腕部，用另一手点按阳溪穴30秒，随即沿顺时针方向按揉约1分钟，然后沿逆时针方向按揉约1分钟，以局部出现酸、麻、胀感觉为佳。

点揉阳谷穴

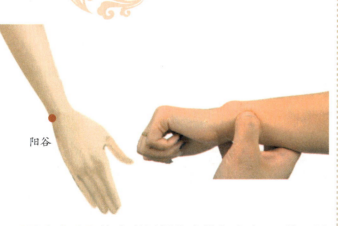

 功效

明目安神
通经活络

【定位取穴】该穴位于手腕尺侧端，尺骨茎突与三角骨之间的凹陷处。

【按摩方法】按摩者用拇指点按阳谷穴30秒，随即沿顺时针方向按揉约1分钟，然后沿逆时针方向按揉约1分钟，以局部出现酸、麻、胀感觉为佳。

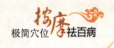

点揉阳池穴

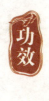

调畅气血

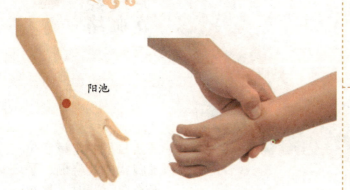

阳池

【定位取穴】该穴位于腕背横纹中,指总伸肌腱的尺侧缘凹陷处(即第4掌骨向上到腕关节横纹凹陷处)。

【按摩方法】按摩者一手托着被按摩者的前臂,用拇指点按阳池穴30秒,随即沿顺时针方向按揉约1分钟,然后沿逆时针方向按揉约1分钟,以局部出现酸、麻、胀感觉为佳。

点按腕骨穴

舒筋活络
泌别清浊

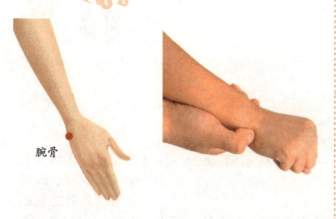

腕骨

【定位取穴】该穴位于手掌尺侧,第5掌骨基底与三角骨之间,赤白肉际凹陷处(即沿后溪穴赤白肉际向上推,有高骨挡住,凹陷处)。

【按摩方法】按摩者用拇指点按腕骨穴约1分钟,以局部出现酸、麻、胀感觉为佳,左右手交替进行。

掐揉神门穴

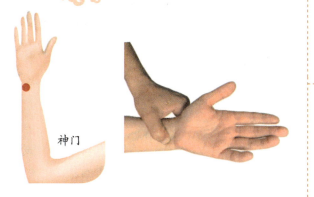

功效：养心安神 通经活络

【定位取穴】该穴位于腕部，腕掌侧横纹尺侧端，尺侧腕屈肌腱的桡侧凹陷处。

【按摩方法】按摩者一手拇指掐住被按摩者神门穴大约30秒，然后松开5秒，反复操作，直到出现酸、麻、胀感觉为止，左右手交替进行。

点按外关穴

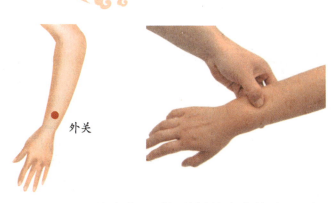

功效：解痉止痛 通经活络

【定位取穴】该穴位于前臂背侧，阳池与肘尖的连线上，腕背横纹上2寸，尺骨与桡骨之间。

【按摩方法】按摩者一手托着被按摩者前臂，用拇指点按外关穴30秒，随即沿顺时针方向按揉约1分钟，然后沿逆时针方向按揉约1分钟，以局部出现酸、麻、胀感觉为佳。

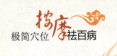

掐揉合谷穴

功效

祛风解表
开窍醒神
镇静止痛

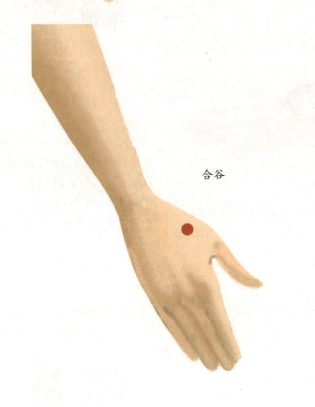

合谷

【定位取穴】该穴位于手背第1、第2掌骨间，第2掌骨桡侧的中点处。以一手的拇指掌面指关节横纹，放在另一手的拇指、食指的指蹼缘上，屈指当拇指尖尽处即是。

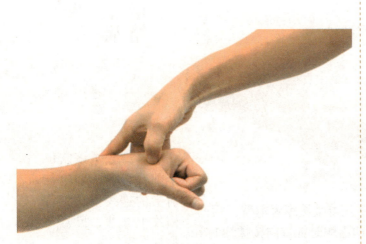

【按摩方法】大拇指垂直往下按，做一紧一按、一揉一松的按压，按压的力量要慢慢加强，频率为每分钟30次，按压穴位时以出现酸、麻、胀感觉为佳。

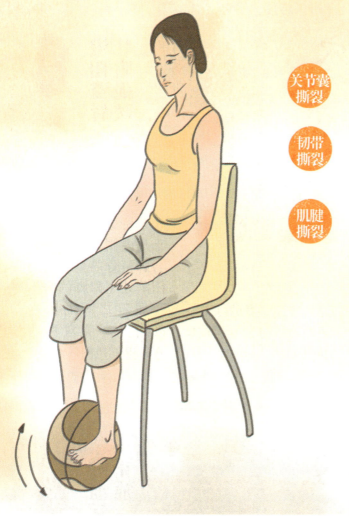
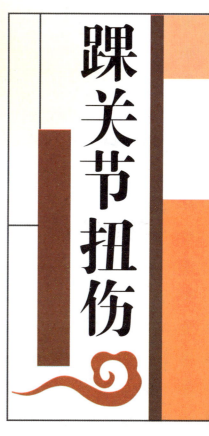

关节囊撕裂

韧带撕裂

肌腱撕裂

踝关节扭伤

　　踝关节是人体在运动中的主要负重关节，也是日常生活和体育运动中较易受损伤的关节之一。踝关节周围韧带（包括内侧韧带、外侧韧带、下胫腓韧带等）对于保持踝关节的稳定性发挥了重要的作用，因而也较易受到损伤。在外力作用下，关节骤然向一侧活动而超过其正常活动度时，引起关节周围软组织如关节囊、韧带、肌腱等发生撕裂伤，称为关节扭伤。轻者仅有部分韧带纤维撕裂，重者可使韧带完全断裂或韧带及关节囊附着处的骨质撕脱，甚至发生关节脱位。中医认为，本病的发生是由于外伤等因素使踝部的经脉受损，气血运行不畅，经络不通，气滞血瘀而致。按摩相关穴位可活血化瘀，消肿止痛。

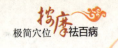

点揉太溪穴

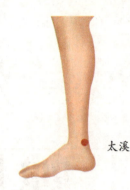

太溪

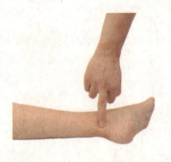

功效　滋阴益肾　壮阳强腰

【定位取穴】该穴位于足内侧，内踝后方与脚跟骨筋腱之间的凹陷处（即脚的内踝与跟腱之间的凹陷处）。双侧对称取穴，也就是两穴。

【按摩方法】按摩者用手握着被按摩者的踝部，用拇指点压太溪穴30秒，随即沿顺时针方向按揉约1分钟，然后沿逆时针方向按揉约1分钟，以局部出现酸、麻、胀感觉为佳。

推按昆仑穴

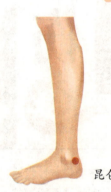

昆仑

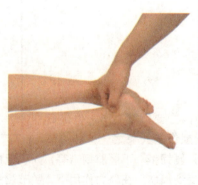

功效　舒筋活络　止痛

【定位取穴】该穴位于脚踝外侧，在外踝顶点与跟腱连线的中点（或足外踝后方，外踝尖与跟腱之间的凹陷处）。

【按摩方法】按摩者用手握着被按摩者的踝部，用拇指指腹自上而下推按昆仑穴2分钟，以局部出现酸、麻、胀感觉为佳。

点按解溪穴

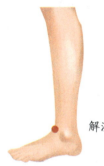

解溪

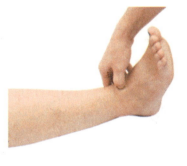

功效：舒筋活络 清胃化痰 镇静安神

【定位取穴】该穴位于小腿与足背交界的横纹中央凹陷处。

【按摩方法】按摩者用手握着被按摩者的踝部，用拇指点压解溪穴大约30秒，然后松开5秒，反复操作，直到出现酸、麻、胀感觉为止，左右手交替进行。

点揉丘墟穴

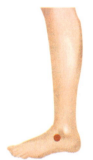
丘墟

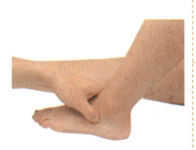

功效：舒筋活络 祛风湿 利关节 止痹痛

【定位取穴】该穴位于足外踝的前下方，趾长伸肌腱的外侧凹陷处。

【按摩方法】按摩者用手握着被按摩者的踝部，用拇指点压丘墟穴30秒，随即沿顺时针方向按揉约1分钟，然后沿逆时针方向按揉约1分钟，以局部出现酸、麻、胀感觉为佳。

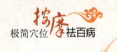

点揉照海穴

补益气血
温养筋骨

功效

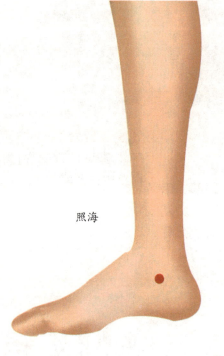

照海

【定位取穴】该穴位于足内侧，内踝尖下方凹陷处。

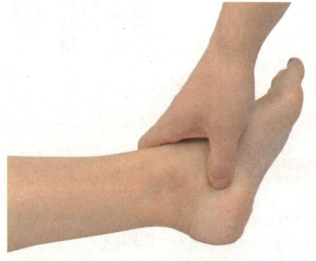

【按摩方法】按摩者用手握着被按摩者的踝部，用拇指点压照海穴1分钟，随即沿顺时针方向按揉约1分钟，然后沿逆时针方向按揉约1分钟，以局部出现酸、麻、胀感觉为佳。

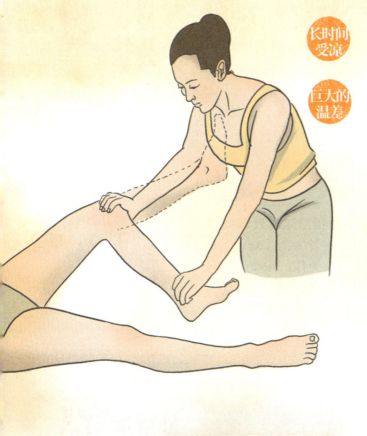

长时间受凉

巨大的温差

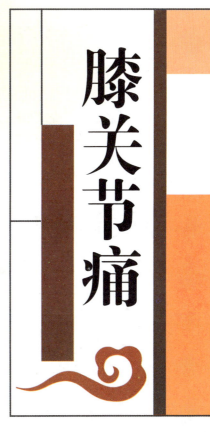

膝关节痛

　　膝关节是人体各种活动中负荷较大的关节之一，日常生活中的行、走、坐、卧、跑、跳等活动都离不了它，所以受损伤的机会也较多。膝关节疼痛时有发生，而这种疼痛往往被忽视或者被人们武断地认为是关节炎等病症。其实，导致膝关节疼痛的原因有很多。在日常生活中，多数关节疼痛并不是由于外伤所引起，而是由于关节长时间受凉和巨大的温差是导致。尤其在秋天，冷暖交替之际，低温或巨大的温差会导致肌肉和血管收缩，引起膝关节疼痛。按摩相关穴位能通经活络，缓解疼痛。

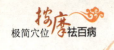

按揉血海穴

功效

活血化瘀 调经止痛

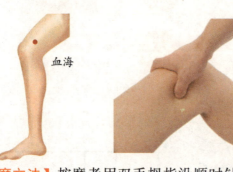

血海

【按摩方法】按摩者用双手拇指沿顺时针方向按揉血海穴约1分钟,然后沿逆时针方向按揉约1分钟,以局部出现酸、麻、胀感觉为佳。按摩的时间最好选在每天上午9—11点,效果最好,因为这个时段是脾经经气的旺时,人体阳气呈上升趋势,按揉此穴可以达到最好的效果。

【定位取穴】该穴位于大腿内侧,髌底内侧端上2寸,股四头肌内侧头的隆起处。

点揉委中穴

功效

舒筋活络 活血散瘀 清热解毒

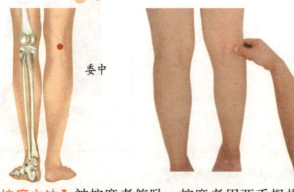

委中

【按摩方法】被按摩者俯卧,按摩者用两手拇指端按压两侧委中穴,力度以稍感酸痛为宜,一压一松为1次,连做10~20次。然后用两手拇指指端置于两侧委中穴处,沿顺时针、逆时针方向各揉10次。

【定位取穴】该穴位于膝盖后面腘横纹中点,股二头肌腱与半腱肌腱的中间。

点揉膝眼穴

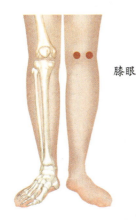

膝眼

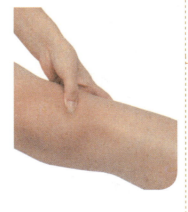

【功效】 活血通络 疏利关节

【定位取穴】 该穴位于膝盖骨髌韧带两侧凹陷处，在内侧的称内膝眼，在外侧的称外膝眼。

【按摩方法】 按摩者用双手拇指、食指点揉膝眼穴1分钟，以局部出现酸、麻、胀感觉为佳。

按揉阴陵泉穴

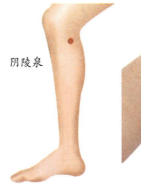

阴陵泉

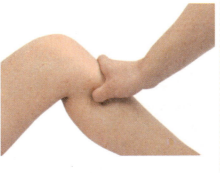

【功效】 清热利湿 健脾理气 益肾调经 通经活络

【定位取穴】 该穴位于小腿内侧，用拇指沿小腿内侧骨内缘（胫骨内侧）由下往上推，至拇指抵至膝关节下时，胫骨向内上弯曲之凹陷处。

【按摩方法】 被按摩者坐位或仰卧，膝盖稍弯曲，按摩者用拇指沿顺时针方向按揉阴陵泉穴约2分钟，然后沿逆时针方向按揉约2分钟，以局部出现酸、麻、胀感觉为佳。

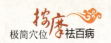

点按阳陵泉穴

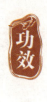

功效

活血通络
疏筋调脉

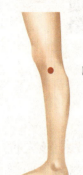

阳陵泉

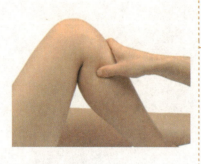

【按摩方法】被按摩者仰卧,按摩者站于一旁,用拇指指腹沿顺时针方向按揉阳陵泉穴约2分钟,然后沿逆时针方向按揉约2分钟,以局部出现酸、麻、胀感觉为佳。

【定位取穴】该穴位于小腿外侧,膝关节外下方,腓骨小头前缘与下缘交叉处的凹陷处。

按揉足三里穴

功效

调理脾胃
补中益气
通经活络

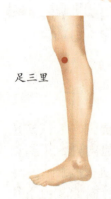

足三里

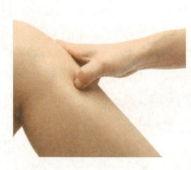

【按摩方法】被按摩者膝盖稍弯曲,按摩者用拇指沿顺时针方向按揉足三里穴约2分钟,然后沿逆时针方向按揉约2分钟,以局部出现酸、麻、胀感觉为佳。

【定位取穴】该穴位于外膝眼下3寸,胫骨前肌上,在胫骨与腓骨之间,由胫骨旁量约1横指处。

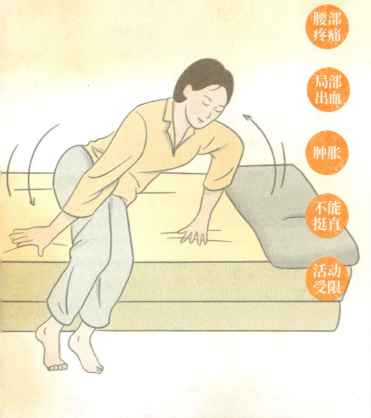

- 腰部疼痛
- 局部出血
- 肿胀
- 不能挺直
- 活动受限

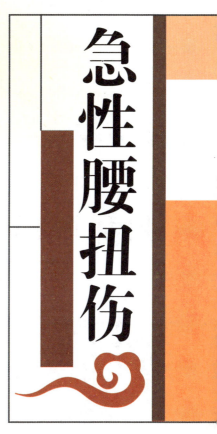

急性腰扭伤

　　急性腰扭伤亦称"闪腰"，是较为常见的一种外伤，好发于下腰部，以青壮年为多见。患者伤后立即出现腰部疼痛，呈持续性剧痛，次日可因局部出血、肿胀，腰痛更为严重；也有的患者只是轻微扭转一下腰部，当时并无明显痛感，但休息后次日感到腰部疼痛。腰部活动受限，不能挺直，俯、仰、扭转感到困难，咳嗽、喷嚏、大小便时疼痛加剧。腰肌扭伤后，一侧或两侧当即发生疼痛；有时可以受伤后半天或隔夜才出现疼痛，腰部活动不利，静止时疼痛稍轻、活动或咳嗽时疼痛较甚。检查时有明显的局部肌肉紧张、压痛及牵引痛，但无瘀血现象。按摩的目的在于行气活血、舒筋通络、解痉止痛。伴有关节半脱位者，则应以手法复位。

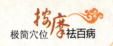

按揉肾俞穴

功效 益肾助阳 强腰利水

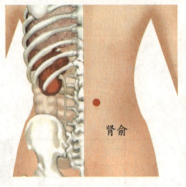

肾俞

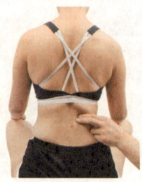

【定位取穴】该穴位于腰部，当第2腰椎棘突下，旁开1.5寸。与肚脐相对应处即为第2腰椎，其棘突下缘旁开约2横指（食指、中指）处。

【按摩方法】被按摩者俯卧，按摩者用双手拇指重叠按压肾俞穴1分钟，沿顺时针方向按揉约1分钟，然后沿逆时针方向按揉约1分钟，以局部出现酸、麻、胀感觉为佳。

按揉命门穴

功效 温肾助阳 镇静止痛

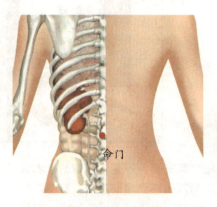

命门

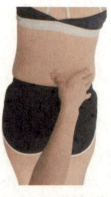

【定位取穴】该穴位于腰部，后正中线上，第2腰椎棘突下凹陷处。

【按摩方法】被按摩者俯卧，按摩者用拇指沿顺时针方向按揉命门穴约2分钟，然后沿逆时针方向按揉约2分钟，以局部出现酸、麻、胀感觉为佳。

按揉腰眼穴

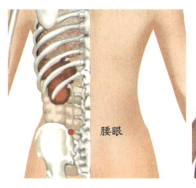
腰眼

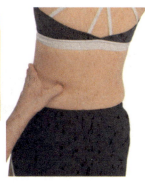

功效
温煦肾阳 调畅气血
疏通带脉 强壮腰脊
固精益肾

【按摩方法】被按摩者俯卧，按摩者用双手拇指按压腰眼穴1分钟，沿顺时针方向按揉约1分钟，然后沿逆时针方向按揉约1分钟，以局部出现酸、麻、胀感觉为佳。

【定位取穴】该穴位于腰部，当第4腰椎棘突下，旁开约3.5寸凹陷处。

推擦八髎穴

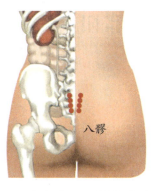
八髎

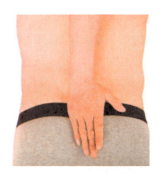

功效
温经散寒 调和气血
补益下焦 清热利湿

【按摩方法】被按摩者屈肘前俯，坐在矮凳上，按摩者立其侧，手掌伸直，用掌面着力，紧贴骶部两侧皮肤，自上向下，连续不断地直线往返，摩擦5~10分钟。

【定位取穴】该穴位于骶椎。包括上髎、次髎、中髎和下髎，左右共八个穴位，分别在第一、二、三、四骶后孔中，合称"八髎"。

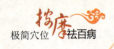

点揉委中穴

功效 舒筋活络 活血散瘀 清热解毒

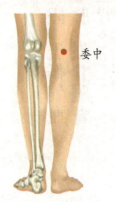
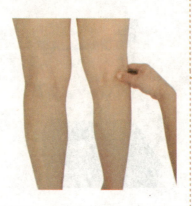

【定位取穴】该穴位于膝盖后面腘横纹中点,当股二头肌腱与半腱肌腱的中间。

【按摩方法】被按摩者俯卧,按摩者用两手拇指端按压两侧委中穴,力度以稍感酸痛为宜,一压一松为1次,连做10~20次。然后用两手拇指指端置于两侧委中穴处,沿顺时针、逆时针方向各揉10次。

点揉承山穴

功效 调整阴阳 扶正祛邪

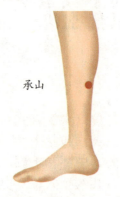
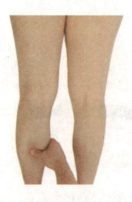

【定位取穴】该穴位于小腿后面正中,委中穴与昆仑穴之间,当伸直小腿或足跟上提时腓肠肌肌腹下出现尖角凹陷处,腘横纹中点至外踝尖平齐处连线的中点。

【按摩方法】被按摩者俯卧,按摩者用两手拇指端点按两侧承山穴,力度以稍感酸痛为宜,一压一松为1次,连做10~20次。

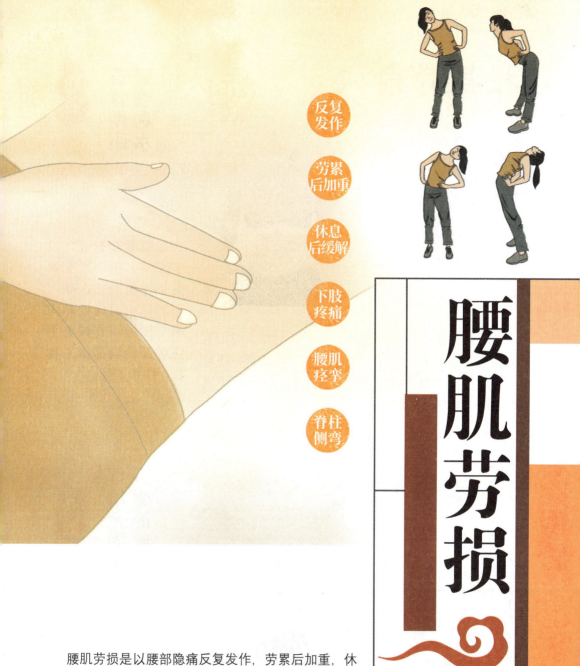

腰肌劳损

- 反复发作
- 劳累后加重
- 休息后缓解
- 下肢疼痛
- 腰肌痉挛
- 脊柱侧弯

腰肌劳损是以腰部隐痛反复发作，劳累后加重，休息后缓解等为主要表现的疾病，实为腰部肌肉及其附着点筋膜或骨膜的慢性损伤性炎症，是腰痛的常见原因之一，主要是指腰骶部肌肉、筋膜、韧带等软组织的慢性损伤而引起的慢性疼痛。临床表现为长期、反复发作的腰背疼痛，时轻时重；劳累后加剧，卧床休息后减轻；阴雨天加重，晴天减轻；腰腿活动无明显障碍，但部分患者伴有脊柱侧弯、腰肌痉挛、下肢疼痛等症状。本病属于中医腰痛、痹证范畴，中医认为其多与寒湿劳损、肾虚等有关，或因风寒湿之邪客于经络，弯腰负重时经络受阻，气血运行不畅所致，或因久病、肾虚、劳欲过度，精血不足、筋脉失养而作痛。按摩相关穴位可舒筋活血、温经通络、解痉止痛，对慢性腰肌劳损有很好的防治效果。

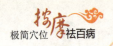

按揉肾俞穴

益肾助阳
强腰利水 【功效】

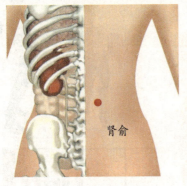
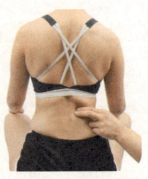

【定位取穴】该穴位于腰部,第2腰椎棘突下,旁开1.5寸。与肚脐相对应处即为第2腰椎,其棘突下缘旁开约两横指(食指、中指)处。

【按摩方法】被按摩者俯卧,按摩者用双手拇指重叠按压肾俞穴1分钟,再沿顺时针方向按揉约1分钟,然后沿逆时针方向按揉约1分钟,以局部出现酸、麻、胀感觉为佳。

按揉命门穴

培元固本
强健腰膝 【功效】

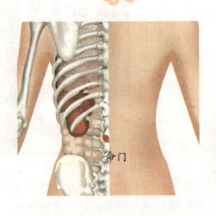
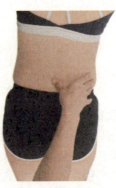

【定位取穴】该穴位于腰部,后正中线上,第2腰椎棘突下凹陷处。

【按摩方法】被按摩者俯卧,按摩者用拇指沿顺时针方向按揉命门穴约2分钟,然后沿逆时针方向按揉约2分钟,以局部出现酸、麻、胀感觉为佳。

按揉志室穴

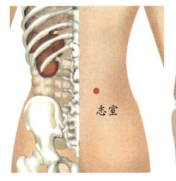
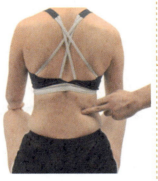

功效
补肾壮阳
益精填髓

【定位取穴】该穴位于腰部，第2腰椎棘突下，旁开3寸（与肚脐相对应处即为第2腰椎，其棘突下缘旁开约4横指处）。

【按摩方法】被按摩者俯卧，按摩者用双手拇指重叠按压志室穴1分钟，沿顺时针方向按揉约1分钟，然后沿逆时针方向按揉约1分钟，以局部出现酸、麻、胀感觉为佳。

按揉腰眼穴

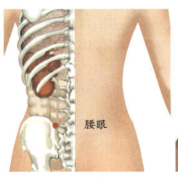
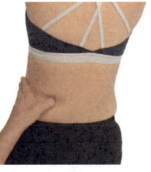

功效
温煦肾阳
疏通带脉
强壮腰脊
固精益肾

【定位取穴】该穴位于腰部，第4腰椎棘突下，旁开约3.5寸凹陷处。

【按摩方法】被按摩者俯卧，按摩者用双手拇指按压腰眼穴1分钟，沿顺时针方向按揉约1分钟，然后沿逆时针方向按揉约1分钟，以局部出现酸、麻、胀感觉为佳。

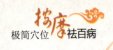

推擦八髎穴

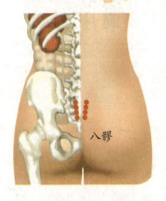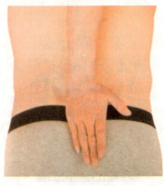

【按摩方法】被按摩者屈肘前俯,坐在矮凳上,按摩者立其侧,手掌伸直,用掌面着力,紧贴骶部两侧皮肤,自上向下,连续不断地直线往返,摩擦5~10分钟。

功效
温经散寒
强腰利湿

【定位取穴】该穴位于骶椎,包括上髎、次髎、中髎和下髎,左右共八个穴位,分别在第一、二、三、四骶后孔中,合称"八髎"。

按揉夹脊穴

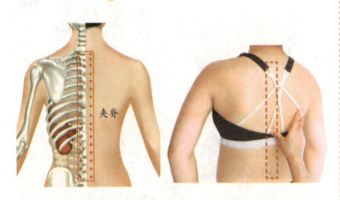

【按摩方法】被按摩者俯卧,按摩者大拇指伸开,用大拇指指端沿脊柱两侧的夹脊穴,从上到下点揉,次数根据病痛者的感觉来定。

功效
缓解背痛
调理脏腑
疏通经脉

【定位取穴】该穴位于背腰部,当第1胸椎至第5腰椎棘突下两侧,后正中线旁开0.5寸取穴,一侧17个穴位,左右共34穴。

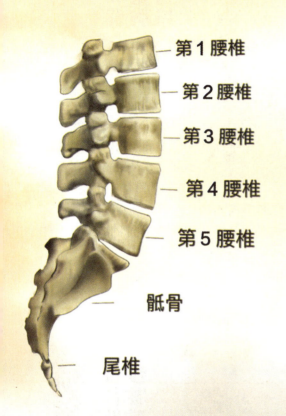
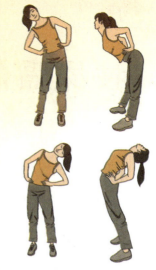
 起步艰难
 步失常
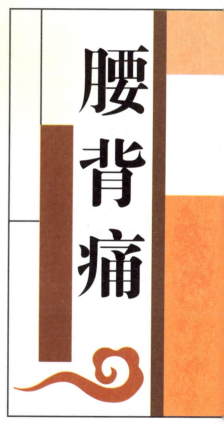

腰背痛

俗话说"腰背疼痛最难当，起步艰难步失常"，腰背疼痛影响之大由此可见一斑。腰背痛是常见的症状，多由肌肉、骨骼、内脏疾病等引起，涉及内科、外科、神经科、妇科等疾病。按摩能调整机体气血阴阳、疏通气血、活血化瘀、消肿止痛，还可解除局部肌肉痉挛、促进局部血液循环，改善皮肤及肌肉的血液供应。

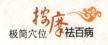

按揉膈俞穴

功效 养血和营 理气宽胸 活血通络

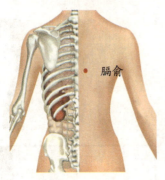
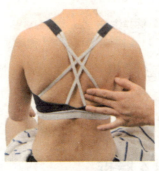

【按摩方法】被按摩者俯卧，按摩者用两手拇指指腹同时用力，沿顺时针方向按揉膈俞穴约2分钟，然后沿逆时针方向按揉约2分钟，以局部出现酸、麻、胀感觉为佳。

【定位取穴】该穴位于背部，第7胸椎棘突下，旁开1.5寸。由平双肩胛骨下角之椎骨（第7胸椎），其棘突下缘旁开约2横指（食指、中指）处。

按揉肾俞穴

功效 益肾助阳 强腰利水

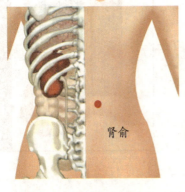
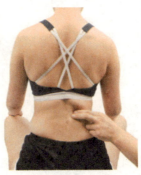

【按摩方法】被按摩者俯卧，按摩者用双手拇指重叠按压肾俞穴1分钟，再沿顺时针方向按揉约1分钟，然后沿逆时针方向按揉约1分钟，以局部出现酸、麻、胀感觉为佳。

【定位取穴】该穴位于腰部，第2腰椎棘突下，旁开1.5寸。与肚脐相对应处即为第2腰椎，其棘突下缘旁开约2横指（食指、中指）处。

按揉命门穴

功效 温肾助阳 镇静止痛

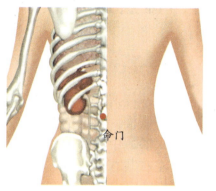
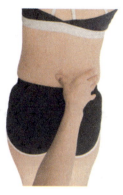

【定位取穴】该穴位于腰部，后正中线上，第2腰椎棘突下凹陷处。

【按摩方法】被按摩者俯卧，按摩者用拇指沿顺时针方向按揉命门穴约2分钟，然后沿逆时针方向按揉约2分钟，以局部出现酸、麻、胀感觉为佳。

按揉志室穴

功效 补肾壮腰 益精填髓

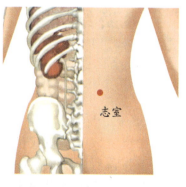
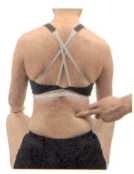

【定位取穴】该穴位于腰部，第2腰椎棘突下，旁开3寸（与肚脐相对应处即为第2腰椎，其棘突下缘旁开约4横指处）。

【按摩方法】被按摩者俯卧，按摩者用双手拇指重叠按压志室穴1分钟，再沿顺时针方向按揉约1分钟，然后沿逆时针方向按揉约1分钟，以局部出现酸、麻、胀感觉为佳。

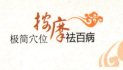

推擦八髎穴

功效

温经散寒
调和气血
补益下焦
强腰利湿

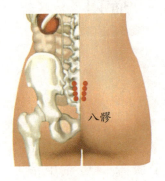
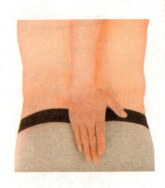

八髎

【按摩方法】被按摩者屈肘前俯,坐在矮凳上,按摩者立其侧,手掌伸直,用掌面着力,紧贴骶部两侧皮肤,自上向下,连续不断地做直线往返,摩擦5~10分钟。

【定位取穴】该穴位于骶椎。包括上髎、次髎、中髎和下髎,左右共八个穴位,分别在第一、二、三、四骶后孔中,合称"八髎"。

点揉委中穴

功效

舒筋活络
活血散瘀
清热解毒

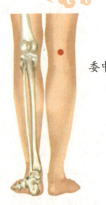
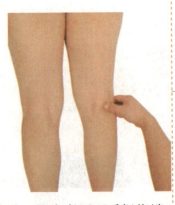

委中

【按摩方法】被按摩者俯卧,按摩者用两手拇指端按压两侧委中穴,力度以稍感酸痛为宜,一压一松为1次,连做10~20次。然后用两手拇指指端置于两侧委中穴处,沿顺时针、逆时针方向各揉10次。

【定位取穴】该穴位于膝盖后面腘横纹中点,股二头肌腱与半腱肌腱的中间。

PART 3

第三章
疏通经络 摆脱常见疾病

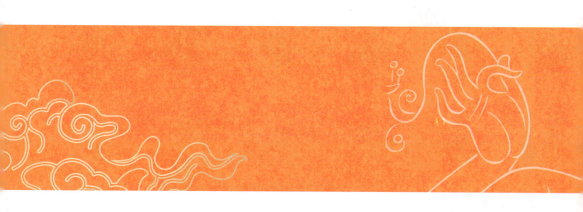

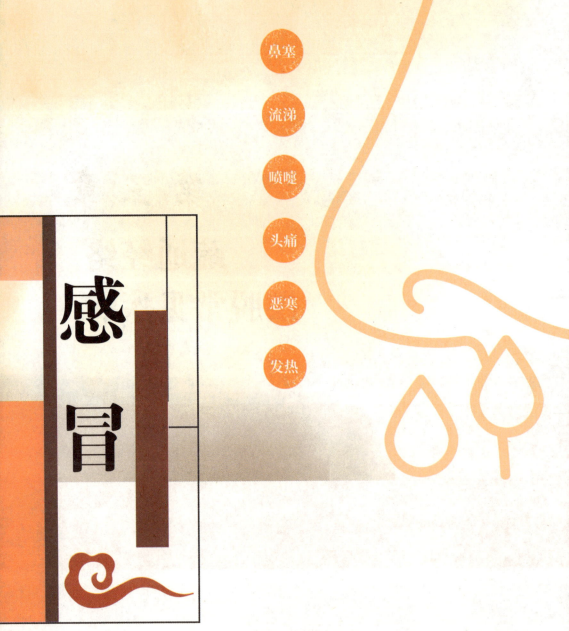

感冒

鼻塞 流涕 喷嚏 头痛 恶寒 发热

感冒是感受风邪或时行病毒，引起肺卫功能失调，出现以鼻塞、流涕、喷嚏、头痛、恶寒、发热等为主要临床表现的一种外感疾病。中医认为，当人的体质虚弱，卫气不固，外邪乘虚侵入时就会引起感冒，轻者出现乏力、流涕、咳嗽等症状，称为"伤风"；重者会发烧。通过常用的按摩手法就可以达到缓解症状的效果。

揉捏风池穴

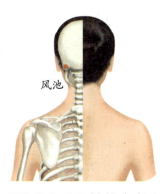
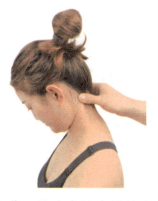

功效：祛风解表 清利头目

【定位取穴】该穴位于项部，在枕骨之下，与风府穴相平，胸锁乳突肌与斜方肌上端之间的凹陷处（或当后头骨下，两条大筋外缘陷窝中，与耳垂齐平）。

【按摩方法】被按摩者取坐位，按摩者站在被按摩者背后，用拇指指腹或食指、中指两指并拢，用力环行揉按风池穴，同时头部尽力向后仰，以局部出现酸、沉、重、胀感为宜。每次按揉10分钟，早、晚各按揉1次。

掐揉合谷穴

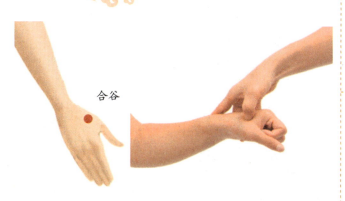

功效：祛风解表 开窍醒神 镇静止痛

【定位取穴】该穴位于手背第1、第2掌骨间，第2掌骨桡侧的中点处。以一手的拇指掌面指关节横纹，放在另一手的拇指、食指的指蹼缘上，屈指当拇指尖尽处即是。

【按摩方法】按摩者用大拇指垂直向下按合谷穴，做一紧一按、一揉一松的按压，按压的力量要慢慢加强，频率约为每分钟30次，按压穴位时以出现酸、麻、胀感觉为佳。

第三章 疏通经络 摆脱常见疾病

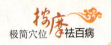

按揉太阳穴

清肝明目
通络止痛

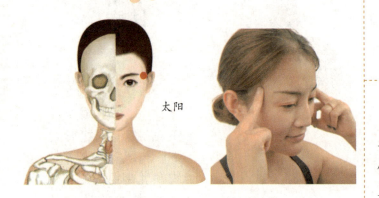

太阳

【按摩方法】被按摩者取坐位或仰卧，按摩者两手中指同时用力，沿顺时针方向按揉太阳穴约2分钟，然后沿逆时针方向按揉约2分钟，以局部出现酸、麻、胀感觉为佳。

【定位取穴】该穴位于耳郭前面，前额两侧，外眼角延长线的上方，由眉梢到耳朵之间大约1/3的地方，用手触摸最凹陷处即是。

按揉大椎穴

清热解表
强身健体

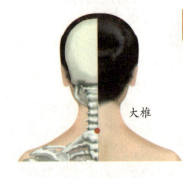
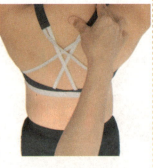

大椎

【按摩方法】被按摩者取坐位、低头，按摩者站在被按摩者背后，用大拇指沿顺时针方向按揉大椎穴约2分钟，然后沿逆时针方向按揉约2分钟，以局部出现酸、麻、胀感觉为佳。

【定位取穴】该穴位于颈部下端，背部正中线上，第7颈椎棘突下凹陷中（正坐低头时，可见颈背部交界处椎骨有一高突，并能随颈部左右摆动而转动者即是第7颈椎，其下为大椎穴）。

按揉肺俞穴

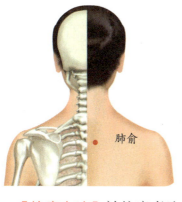

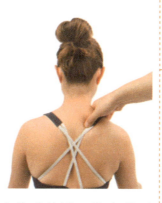

清肺热 止咳化痰 功效

【按摩方法】被按摩者取坐位或俯卧，按摩者两手拇指同时用力，沿顺时针方向按揉肺俞穴约2分钟，然后沿逆时针方向按揉约2分钟，以局部出现酸、麻、胀感觉为佳。

【定位取穴】该穴位于背部，第3胸椎棘突下，旁开1.5寸。由平双肩胛骨下角之椎骨（第7胸椎），往上推4个椎骨，即第3胸椎棘突下缘，旁开约2横指（食指、中指）处。

按揉迎香穴

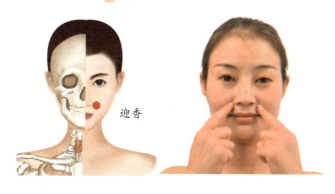

疏散风热 通利鼻窍 功效

【按摩方法】被按摩者仰卧，按摩者用两手拇指指腹同时用力，沿顺时针方向按揉迎香穴约1分钟，然后沿逆时针方向按揉约1分钟，以局部出现酸、麻、胀感觉为佳。

【定位取穴】该穴位于面部，鼻翼外缘中点旁，当鼻唇沟中（在鼻孔两旁五分的笑纹处）。

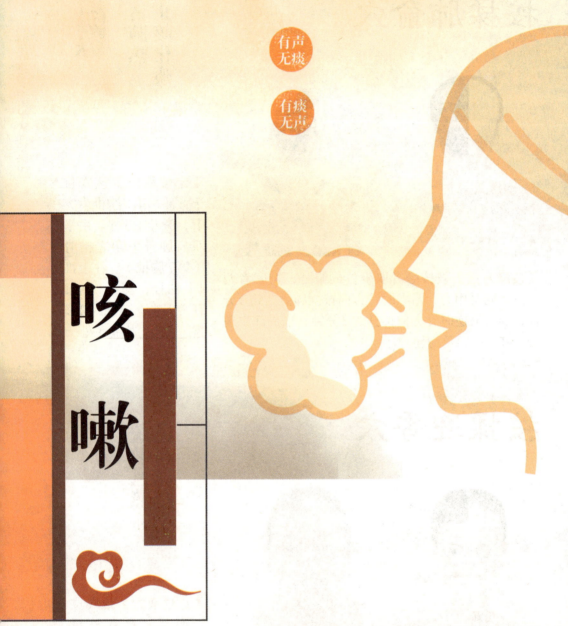

咳嗽

咳嗽是机体对侵入气道的病邪的一种保护性反应。古人以有声无痰谓之咳，有痰无声谓之嗽。临床上二者常并见，通称为咳嗽。根据发作时特点及伴随症状的不同，一般可以分为风寒咳嗽、风热咳嗽及风燥咳嗽3型。中医认为咳嗽病症的病位在肺，由于肺失宣降，肺气上逆，功能失常所致。按摩相关穴位可以消除这种困扰。

按揉大杼穴

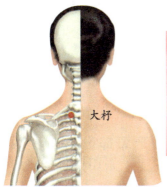
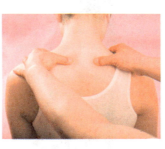

【按摩方法】被按摩者取坐位或俯卧，按摩者两手拇指沿顺时针方向轻轻按揉大杼穴约2分钟，以局部发热为度。

功效 理肺止咳 平喘

【定位取穴】该穴位于背部，第1胸椎棘突下，旁开1.5寸[低头时，可见颈背部交界处椎骨有一高突，并能随颈部左右摆动而转动者即是第7颈椎，其下为大椎穴。由大椎穴再向下推1个椎骨，其下缘旁开2横指（食指、中指）处]。

指推膻中穴

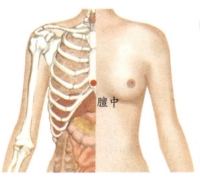
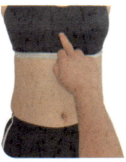

【按摩方法】被按摩者仰卧，按摩者用拇指自下而上推膻中穴约2分钟，以局部出现酸、麻、胀感觉为佳。

功效 开胸散结 化痰理气

【定位取穴】该穴位于胸部，前正中线上，两乳头连线的中点。

第三章 疏通经络 摆脱常见疾病

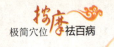

点按天突穴

功效 宣通肺气 化痰止咳

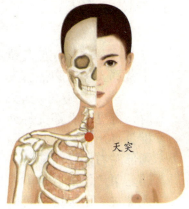
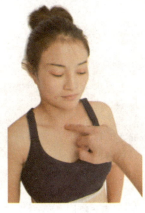

天突

【定位取穴】该穴位于颈部，前正中线上。采用仰靠坐位的姿势，在两锁骨中间，胸骨上窝中央即是。

【按摩方法】被按摩者取坐位，仰头，按摩者用中指点按天突穴约2分钟，力度以不影响呼吸为宜。

按揉中府穴

功效 疏风解表 宣肺止咳

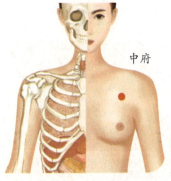
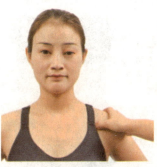

中府

【定位取穴】该穴位于胸前壁的外上方，云门穴下1寸，前正中线旁开6寸，平第1肋间隙处。

【按摩方法】被按摩者取坐位或仰卧，按摩者两手拇指轻轻按揉中府穴30秒，然后沿顺时针方向按揉约2分钟，以局部出现酸、麻、胀感觉，向肺部放射为佳。

揉掐列缺穴

功效

止咳平喘
通经活络
利水通淋

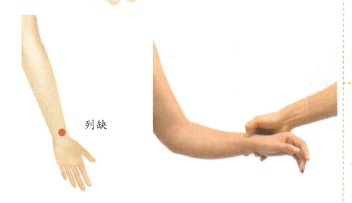

【定位取穴】该穴位于前臂桡侧缘,桡骨茎突上方,腕横纹上1.5寸处(肱桡肌腱与拇长展肌腱之间,桡侧腕长伸肌腱内侧)。

【按摩方法】按摩者一手托住被按摩者的前臂,用另一手拇指轻揉列缺穴30秒,然后用拇指和食指掐按1分钟,以局部出现酸、麻、胀感觉为佳。

按揉肺俞穴

功效

清肺热
止咳化痰

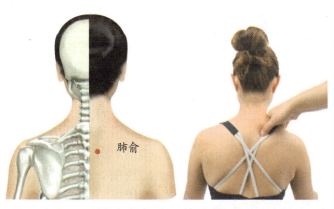

【定位取穴】该穴位于背部,第3胸椎棘突下,旁开1.5寸。由平双肩胛骨下角之椎骨(第7胸椎),往上推4个椎骨,即第3胸椎棘突下缘,旁开约2横指(食指、中指)处。

【按摩方法】被按摩者取坐位或俯卧,按摩者两手拇指沿顺时针方向按揉肺俞穴约2分钟,然后沿逆时针方向按揉约2分钟,以局部发热为度。

第三章 疏通经络 摆脱常见疾病

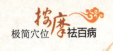

按揉迎香穴

功效：疏散风热 通利鼻窍

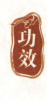

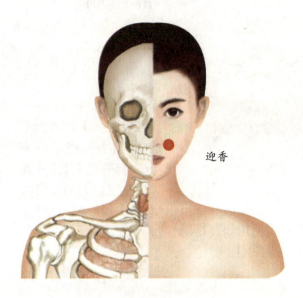

迎香

【定位取穴】该穴位于面部，鼻翼外缘中点旁，当鼻唇沟中（在鼻孔两旁五分的笑纹处）。

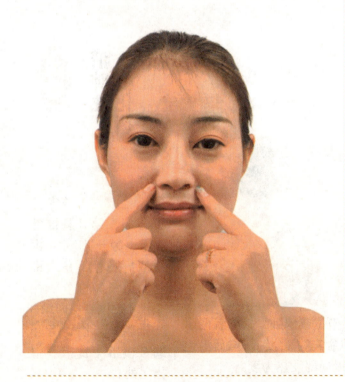

【按摩方法】被按摩者仰卧，按摩者用两手拇指指腹同时用力，沿顺时针方向按揉迎香穴约1分钟，然后沿逆时针方向按揉约1分钟，以局部出现酸、麻、胀感觉为佳。

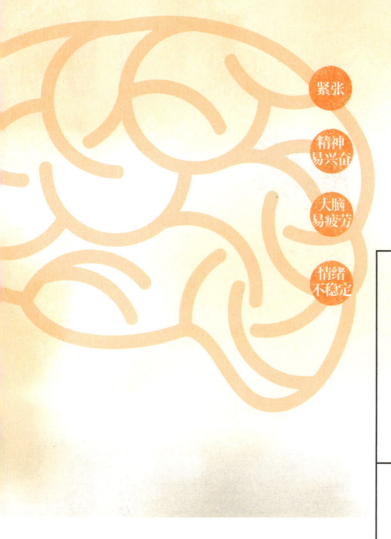

紧张

精神易兴奋

大脑易疲劳

情绪不稳定

神经衰弱

神经衰弱是指由于大脑神经活动长期处于紧张状态，导致大脑兴奋与抑制功能失调而产生的一组以精神易兴奋，大脑易疲劳，情绪不稳定等症状为特点的神经功能性障碍。正如《灵枢·大惑论》篇所云："卫气不得入于阴，常留于阳。留于阳则阳气满，阳气满则阳跷盛；不得入于阴则阴气虚，故目不瞑矣。"《灵枢·邪客》篇指出："今厥气客于五脏六腑，则卫气独行于外，行于阳，不得入于阴。行于阳则阳气盛，阳气盛则阳跷陷，不得入于阴，阴虚，故目不瞑。"可见，阴阳失和是神经衰弱的关键所在。掌握了下面的按摩方法，就能很好地缓解神经衰弱的症状。

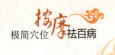

点揉安眠穴

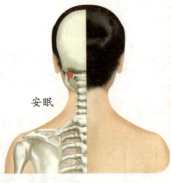
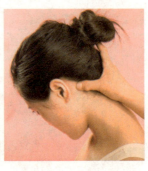

【按摩方法】被按摩者仰卧或取坐位，按摩者双手中指指腹沿顺时针方向按揉安眠穴约2分钟，然后沿逆时针方向按揉约2分钟，以局部出现酸、麻、胀感觉为佳。

功效

镇静安神

【定位取穴】该穴位于耳后，在翳风与风池穴连线的中点。项部肌肉隆起外缘的凹陷与胸锁乳突肌停止部乳突下凹陷连线之中点处。

按揉心俞穴

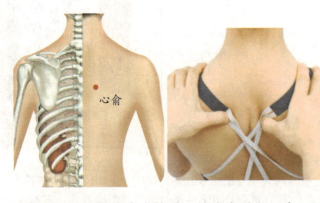

【按摩方法】被按摩者俯卧，按摩者站于一旁，用两手拇指指腹沿顺时针方向按揉心俞穴约2分钟，然后沿逆时针方向按揉约2分钟，以局部出现酸、麻、胀感觉为佳。

功效

宁心安神

【定位取穴】该穴位于背部，第5胸椎棘突下，旁开1.5寸。由平双肩胛骨下角之椎骨（第7胸椎），往上推2个椎骨，即第5胸椎棘突下缘，旁开约2横指（食指、中指）处。

点揉神门穴

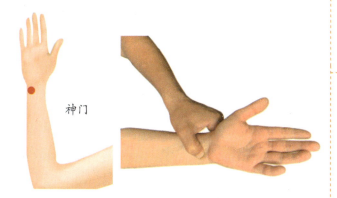

养心安神 通经活络 功效

【定位取穴】该穴位于腕部，腕掌侧横纹尺侧端，尺侧腕屈肌腱的桡侧凹陷处。

【按摩方法】按摩者站在被按摩者一侧，一手托着其前臂，用拇指点按神门穴大约1分钟，左右手交替进行，以局部出现酸、麻、胀感觉为佳。

点按内关穴

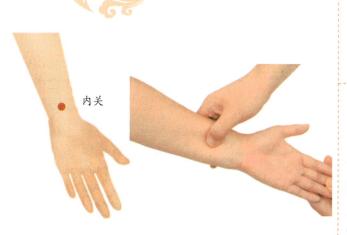

宁心安神 功效

【定位取穴】该穴位于前臂掌侧，曲泽与大陵的连线上，腕横纹上2寸，掌长肌腱与桡侧腕屈肌腱之间。

【按摩方法】按摩者左手托着被按摩者的前臂，右手拇指或食指点按内关穴约1分钟，以局部感到酸胀并向腕部和手放射为佳。

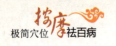

按揉三阴交穴

 功效

健脾养血
调经止痛
宁心安神

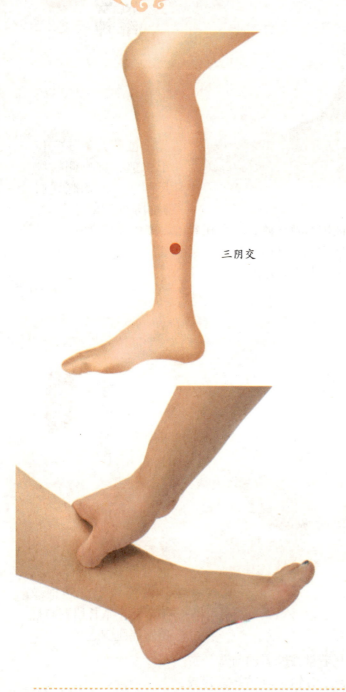

三阴交

【定位取穴】该穴位于小腿内侧，足内踝尖上3寸，胫骨内侧缘后方。以手4指并拢，小指下缘紧靠内踝尖上，食指上缘所在水平线与胫骨后缘的交点处。

【按摩方法】被按摩者仰卧，按摩者用拇指沿顺时针方向按揉三阴交穴约2分钟，然后沿逆时针方向按揉约2分钟，以局部出现酸、麻、胀感觉为佳。

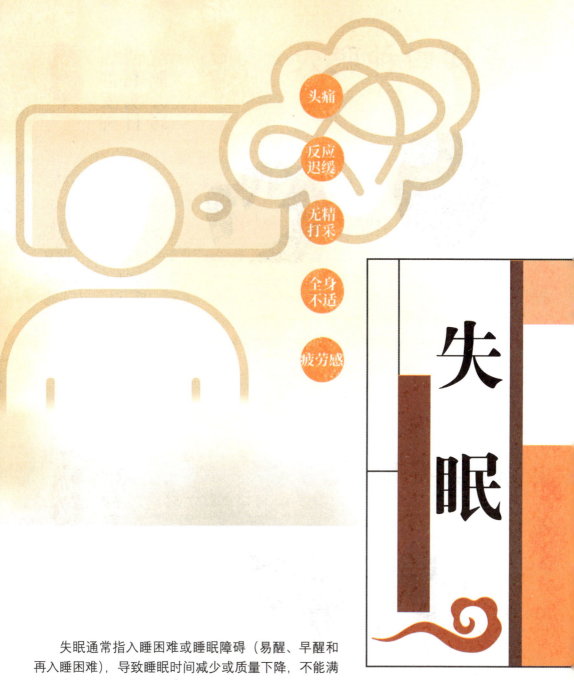

失眠通常指入睡困难或睡眠障碍（易醒、早醒和再入睡困难），导致睡眠时间减少或质量下降，不能满足个体生理需要，明显影响日间社会功能或生活质量。失眠会导致疲劳感、全身不适、无精打采、反应迟缓、头痛、注意力不集中等症状。中医认为，失眠与心脾亏损、心肾不交，或肝火上扰，或饮食不节有密切关系。失眠严重地影响了人们的身心健康，老年人尤甚，给正常的工作和学习造成极大的障碍。按摩相关穴位可对各种原因引起的"失眠"进行调节和改善。对肝气不舒者，按摩主要起到疏肝理气、安神宁志的作用；对于因脾胃不和而影响睡眠的患者，按摩可健脾和胃；对于因气血不足、阴虚火旺而睡眠不好的患者，则需要通过按摩穴位滋阴补肾、养气安神。

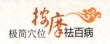

点揉四神聪穴

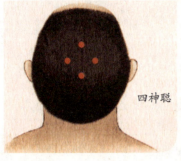
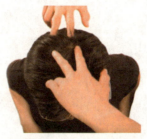

功效 镇静安神 清利头目 醒脑开窍

【定位取穴】该穴位于头顶正中线与两耳尖连线的交叉处，在前、后、左、右各旁开1寸处。

【按摩方法】被按摩者取坐位，按摩者用双手的食指和中指分别对准四神聪穴，持续点揉约2分钟，以局部出现酸、麻、胀感觉为佳。

点揉安眠穴

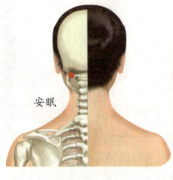
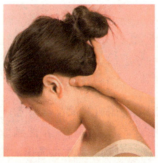

功效 镇静安神

【定位取穴】该穴位于耳后，在翳风与风池穴连线的中点。项部肌肉隆起外缘的凹陷与胸锁乳突肌停止部乳突下凹陷连线之中点。

【按摩方法】被按摩者仰卧或取坐位，按摩者双手中指指腹沿顺时针方向按揉安眠穴约2分钟，然后沿逆时针方向按揉约2分钟，以局部出现酸、麻、胀感觉为佳。

点揉神门穴

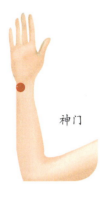
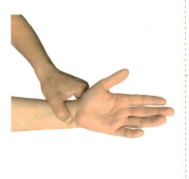

功效

养心安神
通经活络

【定位取穴】该穴位于腕部，腕掌侧横纹尺侧端，尺侧腕屈肌腱的桡侧凹陷处。

【按摩方法】按摩者站在被按摩者一侧，一手托着其前臂，用拇指点按神门穴大约1分钟，左右手交替进行，以局部出现酸、麻、胀感觉为佳。

按揉三阴交穴

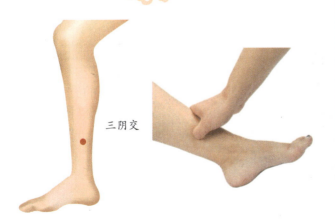

功效

健脾养血
调经止痛
宁心安神

【定位取穴】该穴位于小腿内侧，足内踝尖上3寸，胫骨内侧缘后方。以手4指并拢，小指下缘紧靠内踝尖上，食指上缘所在水平线与胫骨后缘的交点处。

【按摩方法】被按摩者仰卧，按摩者用拇指沿顺时针方向按揉三阴交穴约2分钟，然后沿逆时针方向按揉约2分钟，以局部出现酸、麻、胀感觉为佳。

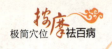

推按失眠穴

功效

宁心安神

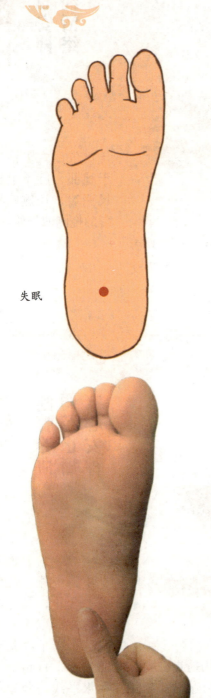

失眠

【定位取穴】该穴位于足底跟部，足底中线与内、外踝尖连线相交处，即脚跟的中心处。

【按摩方法】被按摩者仰卧，按摩者用拇指朝足跟的方向推按失眠穴3分钟，以局部出现酸、麻、胀感觉为佳。

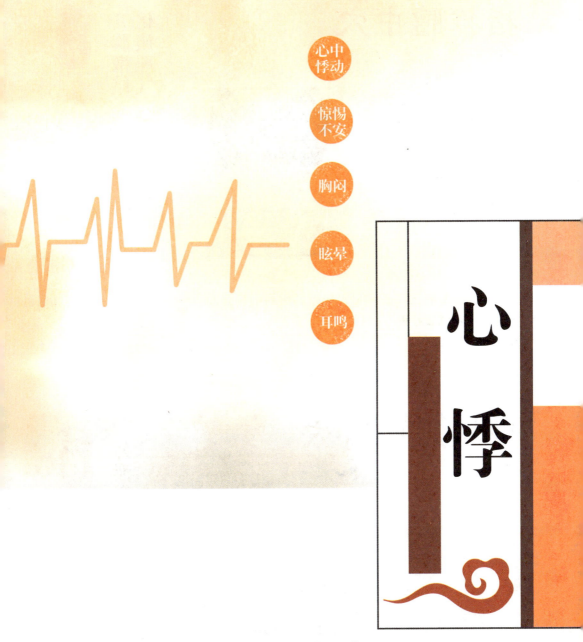

　　心悸是指患者自觉心中悸动，惊惕不安，甚至不能自主的一种病症。常因惊恐、劳累而诱发，时作时止，发作时常伴有胸闷、眩晕、耳鸣等症状。病情较轻者为惊悸，病情较重者为怔忡。该病可见于现代医学各种原因引起的心律失常，如心动过速、心动过缓、过早搏动、心房颤动、房室传导阻滞、病态窦房结综合征、心功能不全、心肌炎、神经官能症等疾病。按摩相关穴位可以起到缓解症状的作用。

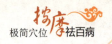

指推膻中穴

功效 开胸散结 化痰理气

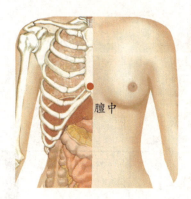

【定位取穴】该穴位于胸部,前正中线上,两乳头连线的中点。

【按摩方法】被按摩者仰卧,按摩者用拇指自下而下推膻中穴约2分钟,以局部出现酸、麻、胀感觉为佳。

按揉厥阴俞穴

功效 外泄心包之热

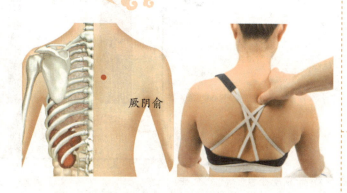

【定位取穴】该穴位于背部,第4胸椎棘突下方,旁开1.5寸。

【按摩方法】被按摩者俯卧或取坐位,按摩者双手拇指沿顺时针方向按揉厥阴俞穴约2分钟,然后沿逆时针方向按揉约2分钟,以局部出现酸、麻、胀感觉为佳。

按揉心俞穴

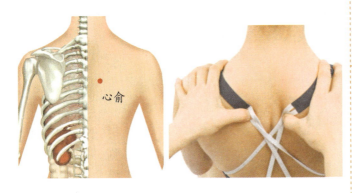

宁心安神

【按摩方法】被按摩者俯卧，按摩者站于一旁，用两手拇指指腹沿顺时针方向按揉心俞穴约2分钟，然后沿逆时针方向按揉约2分钟，以局部出现酸、麻、胀感觉为佳。

【定位取穴】该穴位于背部，第5胸椎棘突下，旁开1.5寸。由平双肩胛骨下角之椎骨（第7胸椎），往上推2个椎骨，即第5胸椎棘突下缘，旁开约2横指（食指、中指）处。

点揉神门穴

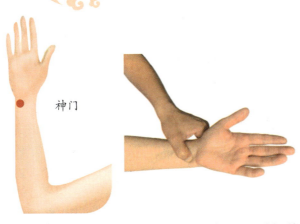

养心安神
通经活络

【按摩方法】按摩者站在被按摩者一侧，一手托着其前臂，用拇指点按神门穴大约1分钟，左右手交替进行，以局部出现酸、麻、胀感觉为佳。

【定位取穴】该穴位于腕部，腕掌侧横纹尺侧端，尺侧腕屈肌腱的桡侧凹陷处。

点按内关穴

功效 宁心安神

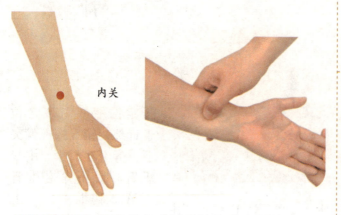

【定位取穴】该穴位于前臂掌侧，曲泽与大陵的连线上，腕横纹上2寸，掌长肌腱与桡侧腕屈肌腱之间。

【按摩方法】按摩者左手托着被按摩者的前臂，右手拇指或食指点按内关穴约1分钟，以局部感到酸胀并向腕部和手放射为佳。

按揉三阴交穴

功效 健脾养血 调经止痛 宁心安神

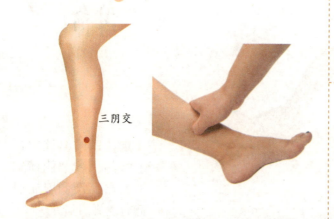

【定位取穴】该穴位于小腿内侧，足内踝尖上3寸，胫骨内侧缘后方。以手4指并拢，小指下缘紧靠内踝尖上，食指上缘所在水平线与胫骨后缘的交点处。

【按摩方法】被按摩者仰卧，按摩者用拇指沿顺时针方向按揉三阴交穴约2分钟，然后沿逆时针方向按揉约2分钟，以局部出现酸、麻、胀感觉为佳。

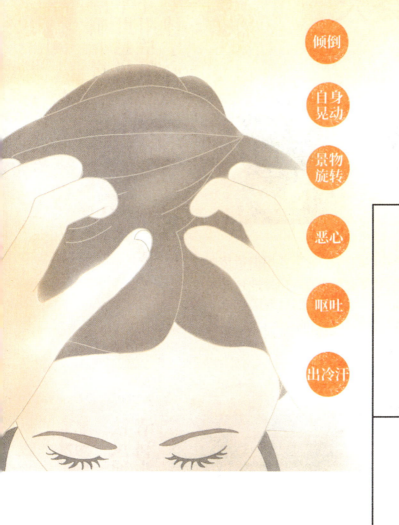
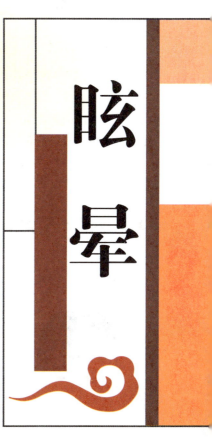

倾倒 自身晃动 景物旋转 恶心 呕吐 出冷汗

眩晕

　　眩晕是因机体对空间定位障碍而产生的一种动性或位置性错觉。患者或以倾倒的感觉为主，或感到自身晃动、景物旋转。发作时，患者睁眼时感觉周围物体在旋转，闭眼后感觉自身在旋转，常伴有恶心、呕吐、出冷汗、心率过快或过缓、血压升高或降低，甚至伴有肠蠕动亢进和便意频繁等。中医认为，眩晕多由于肝阳上亢、气血亏虚、肾精不足、痰浊中阻所致。按摩相关穴位可清肝补肾，祛痰止眩。

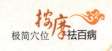

按揉百会穴

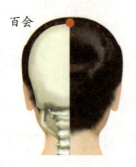

【按摩方法】被按摩者取坐位，按摩者用拇指按压百会穴约30秒，沿顺时针方向按揉约1分钟，然后沿逆时针方向按揉约1分钟，以局部出现酸、麻、胀感觉，向头部四周放射为佳，每日2~3次。

功效

醒脑开窍
平肝息风
升阳举陷
安神宁心

【定位取穴】该穴位于头部，前发际正中直上5寸。

推抹印堂穴

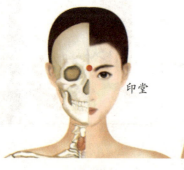
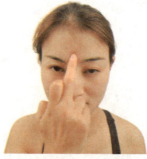

【按摩方法】被按摩者仰卧，按摩者用拇指从鼻子向额头方向推抹印堂穴约2分钟，以局部出现酸、麻、胀感觉为佳。

功效

祛风通窍
清利头目

【定位取穴】该穴位于前额部，当两眉头连线的中点处。

按揉翳风穴

功效

聪耳通窍
活血祛风通络

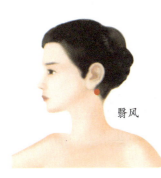

翳风

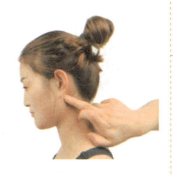

【定位取穴】该穴位于乳突前下方，平耳垂后下缘的凹陷处。

【按摩方法】按摩者用中指按揉左右翳风穴，顺时针方向按揉约2分钟，然后逆时针方向按揉约2分钟。

按揉头窍阴穴

功效

清利头目
开窍聪耳

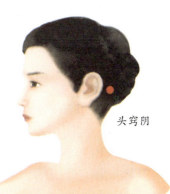

头窍阴

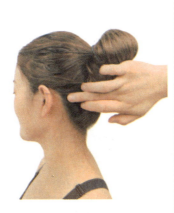

【定位取穴】该穴位于头部耳后乳突基部后上方凹陷处，天冲与完骨之间弧形连线的下1/3折点。

【按摩方法】按摩者用两手拇指同时着力，按压头窍阴穴半分钟，然后沿顺时针方向按揉约2分钟，以局部有酸胀感觉为佳。

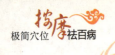

按压天柱穴

醒脑明目

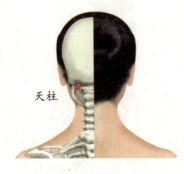

天柱

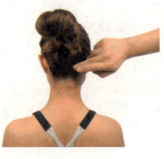

【按摩方法】被按摩者取坐位，按摩者用拇指、食指同时着力，按压天柱穴约2分钟，以局部出现酸、麻、胀感觉为佳。

【定位取穴】该穴在后头骨正下方凹陷处，也就是颈处有一块突起的肌肉（斜方肌），此肌肉外侧凹处，后发际正中旁开1.3寸即是。

揉捏风池穴

祛风解表
清利头目

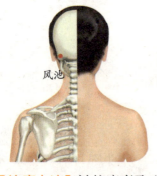

风池

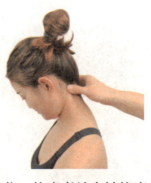

【按摩方法】被按摩者取坐位，按摩者站在被按摩者背后，用拇指指腹或食指、中指两指并拢，用力环行揉按风池穴，同时头部尽力向后仰，以局部出现酸、沉、重、胀感为宜。每次按揉10分钟，早、晚各按揉1次。

【定位取穴】该穴位于项部，在枕骨之下，与风府穴相平，胸锁乳突肌与斜方肌上端之间的凹陷处（或当后头骨下，两条大筋外缘陷窝中，与耳垂齐平）。

按揉三阴交穴

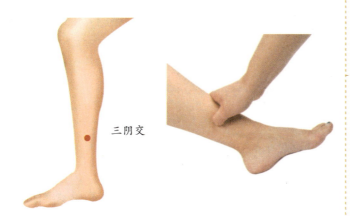

功效

健脾养血
调经止痛
宁心安神

【定位取穴】该穴位于小腿内侧，足内踝尖上3寸，胫骨内侧缘后方。以手4指并拢，小指下缘紧靠内踝尖上，食指上缘所在水平线与胫骨后缘的交点处。

【按摩方法】被按摩者仰卧，按摩者用拇指沿顺时针方向按揉三阴交穴约2分钟，然后沿逆时针方向按揉约2分钟，以局部出现酸、麻、胀感觉为佳。

点按太冲穴

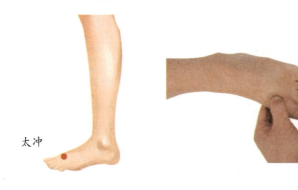

功效

镇静安神
清利头目
清肝泻火

【定位取穴】该穴位于足背侧，第1、2跖骨连接部位中。采用正坐或仰卧的姿势，以手指沿拇趾、次趾夹缝向上移压，压至能感觉到动脉应手，即是太冲穴。

【按摩方法】按摩者一手托着按摩者的足部，另一手拇指点按太冲穴大约30秒，沿顺时针方向按揉约1分钟，然后沿逆时针方向按揉约1分钟，以局部出现酸、麻、胀感觉为佳。

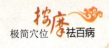

点揉太溪穴

功效：滋阴益肾 壮阳强腰

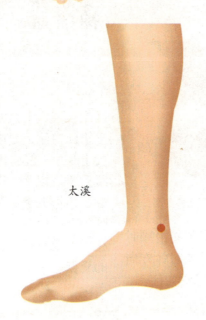

太溪

【定位取穴】该穴位于足内侧，内踝后方与脚跟骨筋腱之间的凹陷处（即脚的内踝与跟腱之间的凹陷处）。双侧对称取穴，也就是两穴。

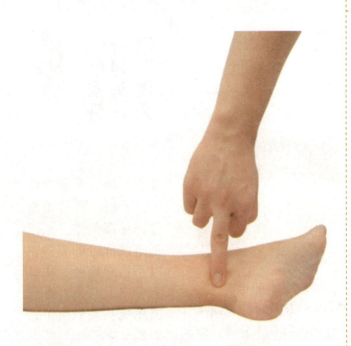

【按摩方法】按摩者用手握着被按摩者的踝部，用拇指点压太溪穴30秒，随即沿顺时针方向按揉约1分钟，然后沿逆时针方向按揉约1分钟，以局部出现酸、麻、胀感觉为佳。

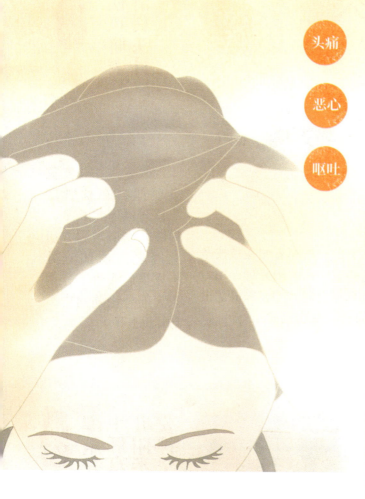
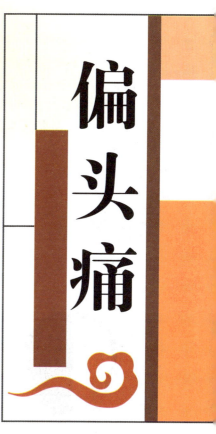

头痛

恶心

呕吐

偏头痛

现代社会，偏头痛的患者越来越多，主要是由于工作压力、不良生活方式以及遗传等诸多因素造成的，表现为发作性的偏侧搏动性头痛，伴恶心及呕吐等，经一段间歇期后再次发病。在安静、黑暗环境下或睡眠后头痛缓解。按摩相关穴位，能调节大脑皮质的功能活动，促进大脑血液循环，使脑功能恢复正常，从而达到治疗偏头痛的目的。

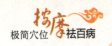

揉捏风池穴

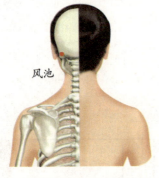
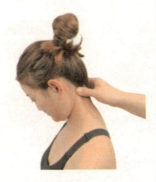

功效 祛风解表 清利头目

【定位取穴】该穴位于项部，在枕骨之下，与风府穴相平，胸锁乳突肌与斜方肌上端之间的凹陷处（或当后头骨下，两条大筋外缘陷窝中，与耳垂齐平）。

【按摩方法】被按摩者取坐位，按摩者站在被按摩者背后，用拇指指腹或食指、中指两指并拢，用力环行揉按风池穴，同时头部尽力向后仰，以局部出现酸、沉、重、胀感觉为宜。每次按揉10分钟，早、晚各按揉1次。

按揉百会穴

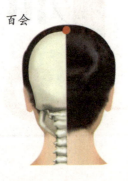
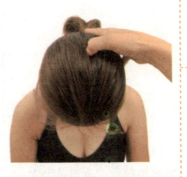

功效 醒脑开窍 平肝息风 升阳举陷 安神宁心

【定位取穴】该穴位于头部，前发际正中直上5寸。

【按摩方法】被按摩者取坐位，按摩者用拇指按压百会穴约30秒，沿顺时针方向按揉约1分钟，然后沿逆时针方向按揉约1分钟，以局部出现酸、麻、胀感觉，向头部四周放射为佳，每日2~3次。

按揉头维穴

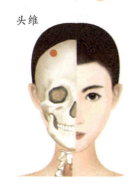

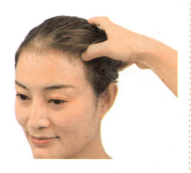

功效 祛风通络 清利头目

【按摩方法】被按摩者取坐位，按摩者用拇指按揉头维穴约1分钟，沿顺时针方向按揉约1分钟，然后沿逆时针方向按揉约1分钟，以局部出现酸、麻、胀感觉，向头部四周放射为佳，每日2～3次。

【定位取穴】该穴位于头侧部，额角发际上0.5寸，头正中线旁开4.5寸（或额角发际直上半横指，头正中线旁开约6横指处）。

按揉角孙穴

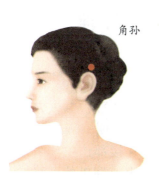

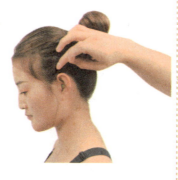

功效 疏风通络 清利头目 止痛

【按摩方法】被按摩者取坐位，按摩者用拇指沿顺时针方向按揉角孙穴约1分钟，然后沿逆时针方向按揉约1分钟，以局部出现酸、麻、胀感觉，向头部四周放射为佳。

【定位取穴】该穴位于头部，折耳郭向前，耳尖直上入发际处。开口闭口时，促使肌肉活动而形成凹陷后又恢复之处即是。

第三章 疏通经络 摆脱常见疾病

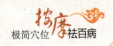

按揉率谷穴

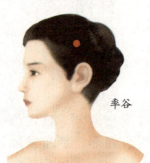
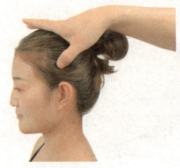

率谷

【按摩方法】被按摩者取坐位，按摩者用拇指沿顺时针方向按揉率谷穴约1分钟，然后沿逆时针方向按揉约1分钟，以局部出现酸、麻、胀感觉，向头部四周放射为佳。

功效 镇静除烦

【定位取穴】该穴位于头部，当耳尖直上入发际1.5寸，角孙穴（将耳郭折向前，耳尖直上入发际的地方）直上方。

点按太冲穴

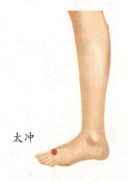
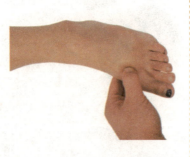

太冲

【按摩方法】按摩者一手托着被按摩者的足部，另一手拇指点按太冲穴大约30秒，沿顺时针方向按揉约1分钟，然后沿逆时针方向按揉约1分钟，以局部出现酸、麻、胀感觉为佳。

功效 镇静安神 清利头目 清肝泻火

【定位取穴】该穴位于足背侧，第1、2跖骨连接部位中。采用正坐或仰卧的姿势，以手指沿拇趾、次趾夹缝向上移压，压至能感觉到动脉应手，即是太冲穴。

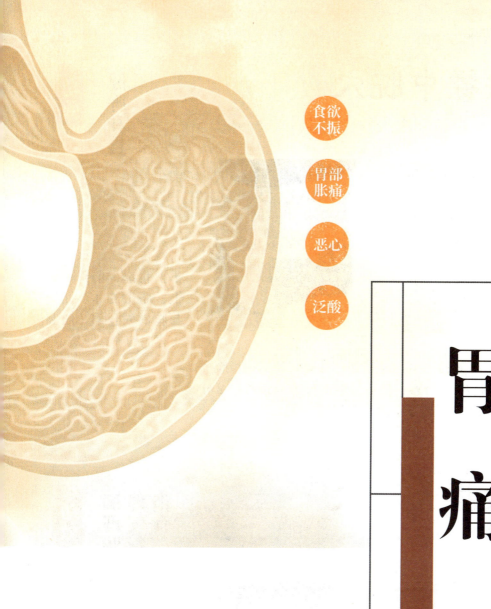

- 食欲不振
- 胃部胀痛
- 恶心
- 泛酸

胃痛

　　胃痛，中医又称胃脘痛，是指胃脘部近心窝处发生疼痛的病症。胃痛发生的常见原因有两类：一是由于忧思恼怒，肝气失调，横逆犯胃所引起，故治法以疏肝理气为主。二是由于脾不健运，胃失和降所致，宜用温通、补中等法，以恢复脾胃的功能。胃痛往往伴随食欲不振、胃部胀痛、恶心、反酸等症状，尤其是吃些生冷食物或者天气转凉时，胃痛就会愈发明显。按摩相关穴位可有效缓解胃痛。

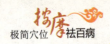

按揉中脘穴

 健脾和胃

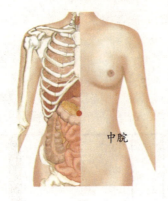
中脘

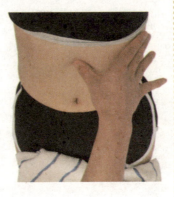

【定位取穴】该穴位于上腹部,前正中线上,脐上4寸。脐中与胸剑联合部(心窝上边)的中点即是。

【按摩方法】被按摩者仰卧,按摩者用拇指指腹按压中脘穴约30秒,然后沿顺时针方向按揉约2分钟,以局部出现酸、麻、胀感觉为佳。

按揉天枢穴

 调理肠胃 理气行滞 消食

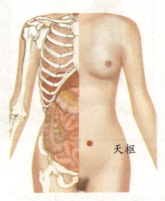
天枢

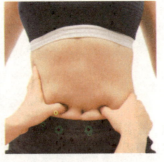

【定位取穴】该穴位于腹中部,平脐中,距脐中2寸。肚脐向左右各约3指宽处。

【按摩方法】被按摩者仰卧,按摩者用拇指指腹按压天枢穴约30秒,然后沿顺时针方向按揉约2分钟,以局部出现酸、麻、胀感觉为佳。

点按内关穴

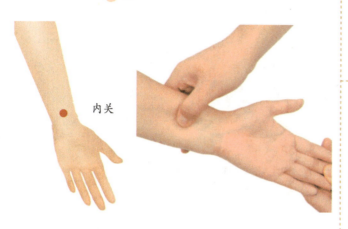

功效 宁心安神 和胃降逆

【定位取穴】该穴位于前臂掌侧，曲泽与大陵的连线上，腕横纹上2寸，掌长肌腱与桡侧腕屈肌腱之间。

【按摩方法】按摩者左手托着被按摩者的前臂，右手拇指或食指点按内关穴约1分钟，以局部感到酸胀并向腕部和手放射为佳。

按揉足三里穴

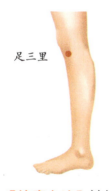
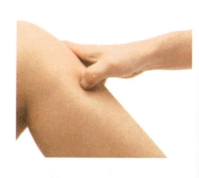

功效 调理脾胃 补中益气 通经活络

【定位取穴】该穴位于外膝眼下3寸，胫骨前肌上，在腓骨与胫骨之间，由胫骨旁量约1横指处。

【按摩方法】被按摩者膝盖稍弯曲，按摩者用拇指沿顺时针方向按揉足三里穴约2分钟，然后沿逆时针方向按揉约2分钟，以局部出现酸、麻、胀感觉为佳。

第三章 疏通经络 摆脱常见疾病

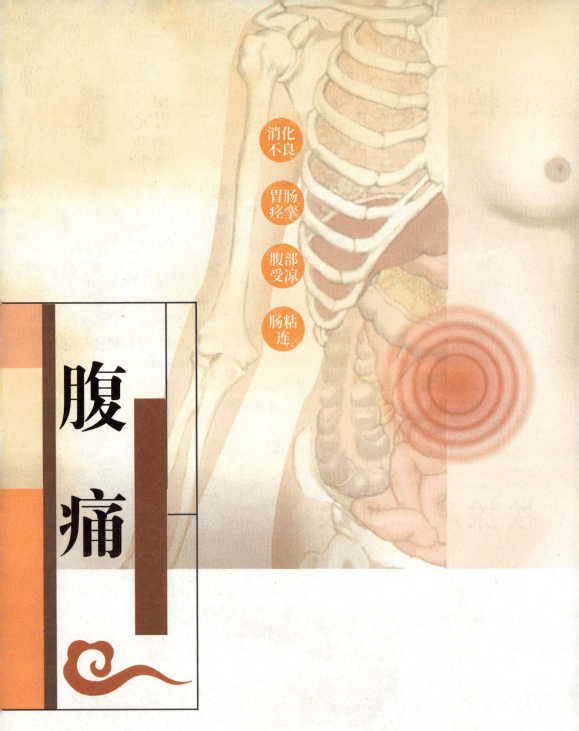

腹痛

消化不良

胃肠痉挛

腹部受凉

肠粘连

腹痛几乎是每个人都曾经历过的一种痛苦，有不少人在发生腹痛时自觉或不自觉地做腹部按摩，或多或少能减轻腹痛。当然，腹痛的原因很多，应根据病情的不同而采取有针对性的治法。不过，应当承认，按摩或多或少可以缓解大多数腹痛，尤其是对于消化不良、胃肠痉挛、腹部受凉、肠虫症、肠粘连等所致的腹痛，按摩相关穴位可减轻疼痛。

按揉中脘穴

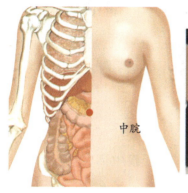

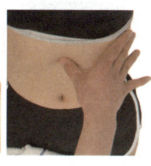

健脾和胃

第三章 疏通经络 摆脱常见疾病

【按摩方法】被按摩者仰卧，按摩者用拇指指腹按压中脘穴约30秒，然后沿顺时针方向按揉约2分钟，以局部出现酸、麻、胀感觉为佳。

【定位取穴】该穴位于上腹部，正中线上，当脐中上4寸。脐中与胸剑联合部（心窝上边）的中点即是。

按揉下脘穴

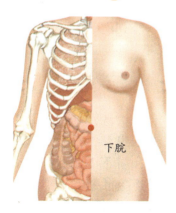

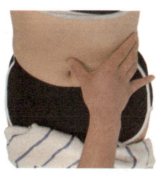

健脾和胃 降逆止呕

【按摩方法】被按摩者仰卧，按摩者用拇指指腹按压下脘穴约30秒，然后沿顺时针方向按揉约2分钟，以局部出现酸、麻、胀感觉为佳。

【定位取穴】该穴位于上腹部，前正中线上，脐上2寸。

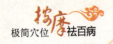

按揉天枢穴

功效　调理肠胃　理气行滞　消食

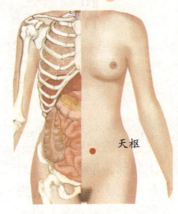
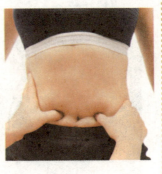

【定位取穴】该穴位于腹中部,平脐中,距脐中2寸。肚脐向左右各约3指宽处。

【按摩方法】被按摩者仰卧,按摩者用拇指指腹按压天枢穴约30秒,然后沿顺时针方向按揉约2分钟,以局部出现酸、麻、胀感觉为佳。

按揉气海穴

功效　补元气　行气散滞

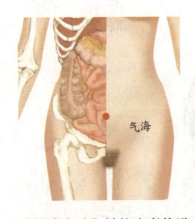
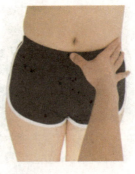

【定位取穴】该穴位于下腹部,前正中线上,脐下1.5寸。直线连接肚脐与耻骨上方,将其分为十等份,从肚脐向下3/10的位置即是。

【按摩方法】被按摩者仰卧,按摩者用拇指指腹按压气海穴约30秒,然后沿顺时针方向按揉约2分钟,以局部出现酸、麻、胀感觉为佳。

点按关元穴

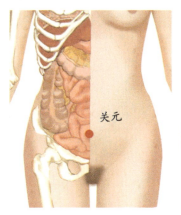
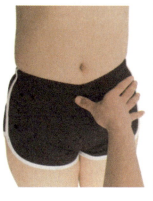

功效 补肾培元 温阳固脱

【定位取穴】该穴位于脐下3寸，腹正中线上。

【按摩方法】被按摩者仰卧，按摩者用拇指指腹轻轻点按关元穴约2分钟，以局部出现酸、麻、胀感觉为佳。

按揉足三里穴

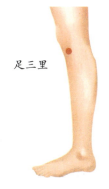
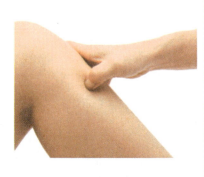

功效 调理脾胃 补中益气 通经活络

【定位取穴】该穴位于外膝眼下3寸，胫骨前肌上，在腓骨与胫骨之间，由胫骨旁量约1横指处。

【按摩方法】被按摩者膝盖稍弯曲，按摩者用拇指沿顺时针方向按揉足三里穴约2分钟，然后沿逆时针方向按揉约2分钟，以局部出现酸、麻、胀感觉为佳。

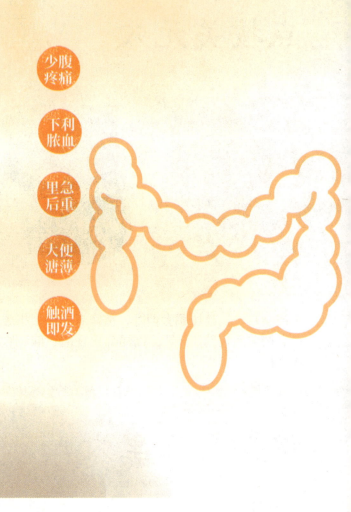

慢性腹泻

- 少腹疼痛
- 下利脓血
- 里急后重
- 大便溏薄
- 触酒即发

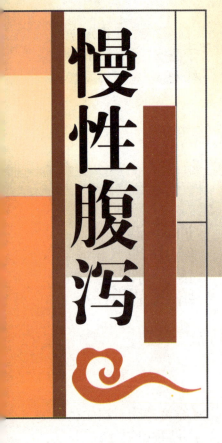

慢性腹泻，是指由肠功能紊乱引起的腹泻。临床上可见大便次数增多，夹杂未消化的食物，纳差，偶有腹痛。重者长期大便溏薄，下利脓血，少腹疼痛，里急后重，久治不愈，体格消瘦，遇气候变化、饮食不调，触酒即发。此外，还有乏力，面色萎黄，渴而不欲饮水，脉细数无力，舌苔白腻、舌尖红等症状。按摩相关穴位可以缓解。

按揉脾俞穴

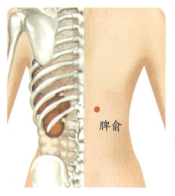

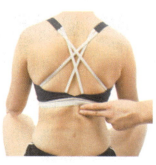

【按摩方法】被按摩者俯卧，按摩者用两手拇指按在脾俞穴上，其余四指配合，按揉约2分钟；或捏空拳揉擦脾俞穴30~50次，擦至局部有热感为佳。

功效　健脾和胃　利湿升清

【定位取穴】该穴位于背部，第11胸椎棘突下，旁开1.5寸。与肚脐相对应处即为第2腰椎，由第2腰椎往上推3个椎体，即为第11胸椎，其棘突下缘旁开约2横指（食指、中指）处。

按揉中脘穴

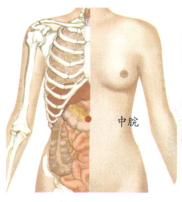

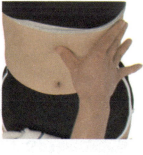

【按摩方法】被按摩者仰卧，按摩者用拇指指腹按压中脘穴约30秒，然后沿顺时针方向按揉约2分钟，以局部出现酸、麻、胀感觉为佳。

功效　健脾和胃

【定位取穴】该穴位于上腹部，前正中线上，脐上4寸。脐中与胸剑联合部（心窝上边）的中点即是。

第三章　疏通经络　摆脱常见疾病

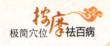

按揉天枢穴

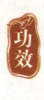

功效：调理肠胃 理气行滞 消食

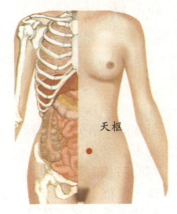

天枢

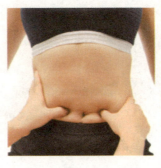

【定位取穴】该穴位于腹中部，平脐中，距脐中2寸。肚脐向左右各约3指宽处。

【按摩方法】被按摩者仰卧，按摩者用拇指指腹按压天枢穴约30秒，然后沿顺时针方向按揉约2分钟，以局部出现酸、麻、胀感觉为佳。

按揉气海穴

功效：补元气 行气散滞

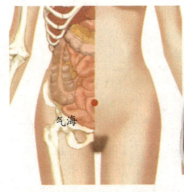

气海

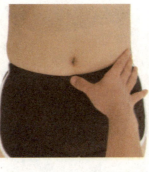

【定位取穴】该穴位于下腹部，前正中线上，当脐下1.5寸。直线连接肚脐与耻骨上方，将其分为十等份，从肚脐向下3/10的位置即是。

【按摩方法】被按摩者仰卧，按摩者用拇指指腹按压气海穴约30秒，然后沿顺时针方向按揉约2分钟，以局部出现酸、麻、胀感觉为佳。

点按关元穴

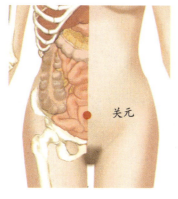 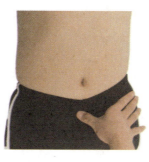

功效 补肾培元 温阳固脱

【定位取穴】该穴位于脐下3寸，腹正中线上。

【按摩方法】被按摩者仰卧，按摩者用拇指指腹轻轻点按关元穴约2分钟，以局部出现酸、麻、胀感觉为佳。

按揉足三里穴

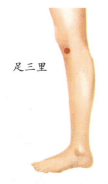 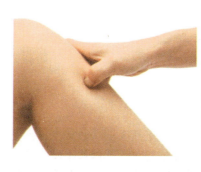

功效 调理脾胃 补中益气 通经活络

【定位取穴】该穴位于外膝眼下3寸，胫骨前肌上，在腓骨与胫骨之间，由胫骨旁量约1横指处。

【按摩方法】被按摩者膝盖稍弯曲，按摩者用拇指沿顺时针方向按揉足三里穴约2分钟，然后沿逆时针方向按揉约2分钟，以局部出现酸、麻、胀感觉为佳。

第三章 疏通经络 摆脱常见疾病

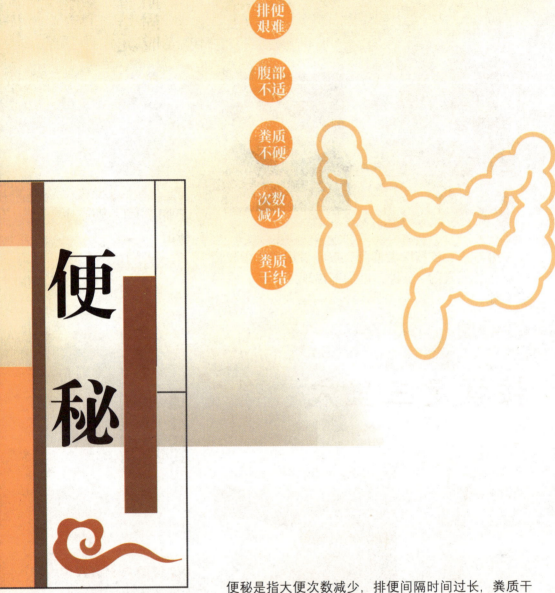

便秘

- 排便艰难
- 腹部不适
- 粪质不硬
- 次数减少
- 粪质干结

便秘是指大便次数减少，排便间隔时间过长，粪质干结，排便艰难；或粪质不硬，虽有便意，但便出不畅，多伴有腹部不适的病症。引起便秘的原因有久坐少动、食物过于精细、缺少纤维素等，导致大肠运动缓慢，水分被吸收过多，粪便干结坚硬，滞留肠道，排出困难。此外，年老体弱，津液不足，贪食辛辣厚味，胃肠积热，水分缺乏，多次妊娠，过度肥胖等，皆可导致便秘。中医认为，便秘主要由燥热内结、气机郁滞、津液不足和脾肾虚寒引起。按摩相关穴位够调整脏腑功能，理气通便。

按揉天枢穴

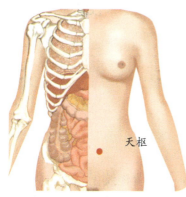

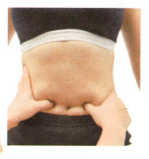

功效 调理肠胃 理气行滞 消食

【定位取穴】该穴位于腹中部，平脐中，距脐中2寸。肚脐向左右各约3指宽处。

【按摩方法】被按摩者仰卧，按摩者用拇指指腹按压天枢穴约30秒，然后沿顺时针方向按揉约2分钟，以局部出现酸、麻、胀感觉为佳。

按揉中脘穴

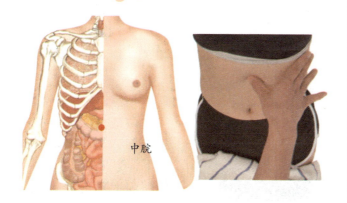

功效 健脾和胃

【定位取穴】该穴位于上腹部，前正中线上，脐上4寸。脐中与胸剑联合部（心窝上边）的中点即是。

【按摩方法】被按摩者仰卧，按摩者用拇指指腹按压中脘穴约30秒，然后沿顺时针方向按揉约2分钟，以局部出现酸、麻、胀感觉为佳。

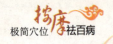

按揉支沟穴

清热通便

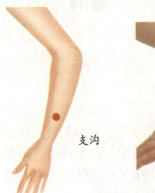
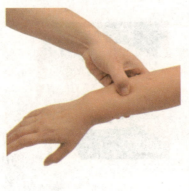

【定位取穴】该穴位于腕背横纹上3寸,桡骨与尺骨之间。

【按摩方法】按摩者用拇指指腹按压支沟穴约30秒,然后沿顺时针方向按揉约2分钟,以局部出现酸、麻、胀感觉为佳。

按揉大肠俞穴

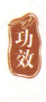

清热通便

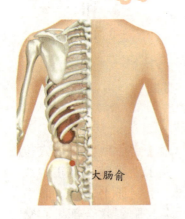
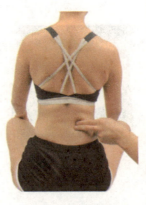

【定位取穴】该穴位于腰部,第4腰椎棘突下,旁开1.5寸。两侧髂前上棘连线与脊柱之交点即为第4腰椎棘突下,其旁开约2横指(食指、中指)处。

【按摩方法】被按摩者俯卧,按摩者用拇指指腹按揉大肠俞穴约2分钟,以局部出现酸、麻、胀感觉为佳。

推擦八髎穴

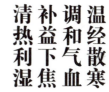

功效: 温经散寒 调和气血 补益下焦 清热利湿

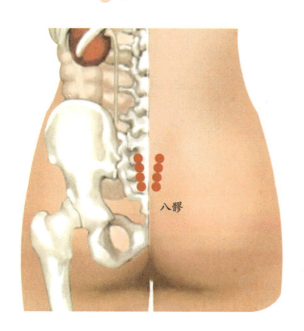

八髎

【定位取穴】该穴位于骶椎。包括上髎、次髎、中髎和下髎，左右共八个穴位，分别在第一、二、三、四骶后孔中，合称"八髎"。

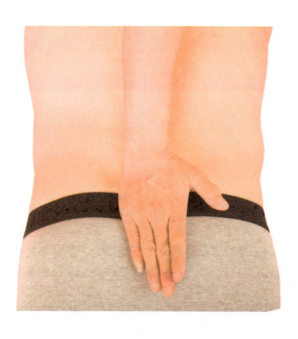

【按摩方法】被按摩者屈肘前俯，坐在矮凳上，按摩者立其侧，手掌伸直，用掌面着力，紧贴骶部两侧皮肤，自上向下，连续不断地直线往返，摩擦5~10分钟。

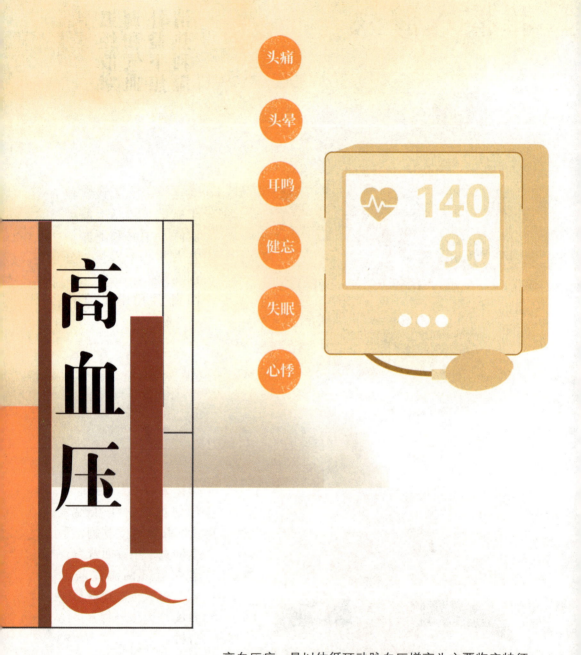

高血压病，是以体循环动脉血压增高为主要临床特征，并伴有血管、心、脑、肾等器官病理性改变的全身性疾病。成年人收缩压在140毫米汞柱以上，和（或）伴有舒张压在90毫米汞柱以上，排除继发性高血压，并伴有头痛、头晕、耳鸣、健忘、失眠、心悸等症状，即可确诊为高血压病。中医认为高血压病与肾、肝密切相关。按摩相关穴位可以调和气血、疏通经络，从而达到降压的效果。

按揉阴陵泉穴

功效：清热利湿 健脾理气 益肾调经 通经活络

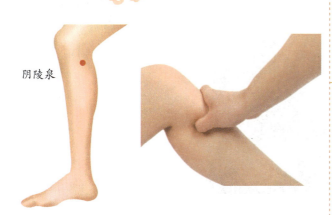

阴陵泉

【按摩方法】被按摩者坐位或仰卧，膝盖稍弯曲，按摩者用拇指沿顺时针方向按揉阴陵泉穴约2分钟，然后沿逆时针方向按揉约2分钟，以局部出现酸、麻、胀感觉为佳。

【定位取穴】该穴位于小腿内侧，用拇指沿小腿内侧骨内缘(胫骨内侧)由下往上推，拇指抵至膝关节下时，胫骨向内上弯曲之凹陷处。

揉按风池穴

功效：祛风解表 清利头目

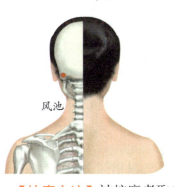

风池

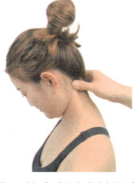

【按摩方法】被按摩者取坐位，按摩者站在被按摩者背后，用拇指指腹或食指、中指两指并拢，用力环行揉按风池穴，同时头部尽力向后仰，以局部出现酸、沉、重、胀感为宜。每次按揉10分钟，早、晚各按揉1次。

【定位取穴】该穴位于项部，在枕骨之下，与风府穴相平，胸锁乳突肌与斜方肌上端之间的凹陷处（或当后头骨下，两条大筋外缘陷窝中，与耳垂齐平）。

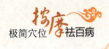

按揉百会穴

功效 醒脑开窍 平肝息风 升阳举陷 安神宁心

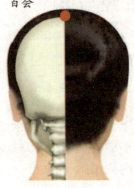

百会

【按摩方法】被按摩者取坐位，按摩者用拇指按压百会穴约30秒，沿顺时针方向按揉约1分钟，然后沿逆时针方向按揉约1分钟，以局部出现酸、麻、胀感觉，向头部四周放射为佳，每日2~3次。

【定位取穴】该穴位于头部，前发际正中直上5寸。

按揉曲池穴

功效 疏风清热 清泻肝火

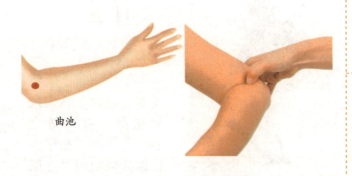

曲池

【按摩方法】按摩者一手托着被按摩者的手臂，另一手拇指沿顺时针方向按揉曲池穴约2分钟，然后沿逆时针方向按揉约2分钟，左右手交替进行，以局部出现酸、麻、胀感觉为佳。

【定位取穴】该穴位于肘横纹外侧端，屈肘时，尺泽与肱骨外上髁连线中点。

按揉三阴交穴

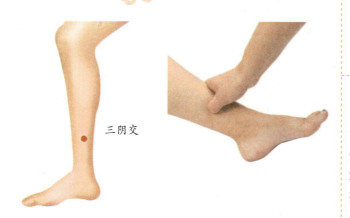

功效
健脾养血
调经止痛
宁心安神

【定位取穴】该穴位于小腿内侧，足内踝尖上3寸，胫骨内侧缘后方。以手4指并拢，小指下缘紧靠内踝尖上，食指上缘所在水平线与胫骨后缘的交点处。

【按摩方法】被按摩者仰卧，按摩者用拇指沿顺时针方向按揉三阴交穴约2分钟，然后沿逆时针方向按揉约2分钟，以局部出现酸、麻、胀感觉为佳。

点按太冲穴

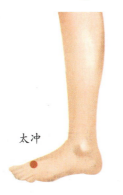
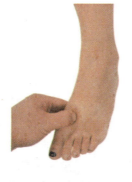

功效
镇静安神
清利头目
清肝泻火

【定位取穴】该穴位于足背侧，第1、2跖骨结合部之间凹陷中。采用正坐或仰卧的姿势，以手指沿足大趾、次趾夹缝向上移压，压至能感觉到动脉应手，即是太冲穴。

【按摩方法】按摩者一手托着被按摩者的足部，另一手拇指点按太冲穴大约30秒，沿顺时针方向按揉约1分钟，然后沿逆时针方向按揉约1分钟，以局部出现酸、麻、胀感觉为佳。

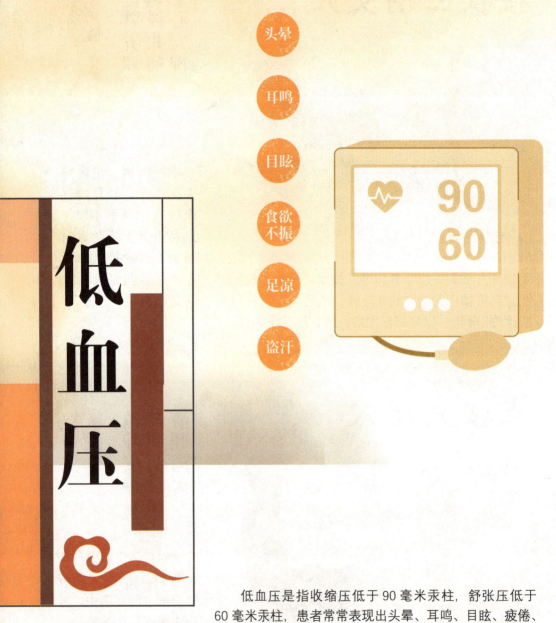

低血压

低血压是指收缩压低于90毫米汞柱,舒张压低于60毫米汞柱,患者常常表现出头晕、耳鸣、目眩、疲倦、四肢酸软无力、食欲不振、足凉、自汗、盗汗等症状。有的患者体位变动时,尤其是突然起立时,还会出现眼前发黑、头晕欲倒等严重症状。中医认为,造成低血压的原因是脾肾两亏、气血不足、清阳不升、血不上荣、髓海空虚,治疗以补肾益精、补益气血为原则。现代医学认为,低血压与内分泌系统失调及遗传因素有关。低血压的治疗方法除了生活方式干预和药物外,还包括按摩。按摩相关穴位能调和气血,益气补阴,健脾补肾,改善脏腑功能。

按揉百会穴

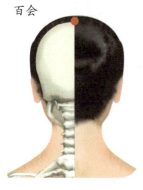
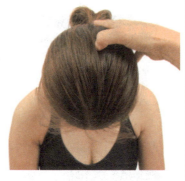

功效：醒脑开窍，平肝息风，升阳举陷，安神宁心

【按摩方法】被按摩者取坐位，按摩者用拇指按压百会穴约30秒，沿顺时针方向按揉约1分钟，然后沿逆时针方向按揉约1分钟，以局部出现酸、麻、胀感觉，向头部四周放射为佳，每日2~3次。

【定位取穴】该穴位于头部，前发际正中直上5寸。

按揉心俞穴

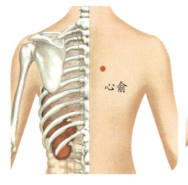
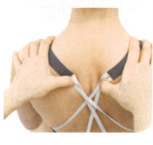

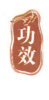
功效：宁心安神

【按摩方法】被按摩者俯卧，按摩者站于一旁，用两手拇指指腹沿顺时针方向按揉心俞穴约2分钟，然后沿逆时针方向按揉约2分钟，以局部出现酸、麻、胀感觉为佳。

【定位取穴】该穴位于背部，第5胸椎棘突下，旁开1.5寸。由平双肩胛骨下角之椎骨（第7胸椎），往上推2个椎骨，即第5胸椎棘突下缘，旁开约2横指（食指、中指）处。

第三章　疏通经络　摆脱常见疾病

指推膻中穴

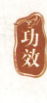

功效

开胸散结 化痰理气

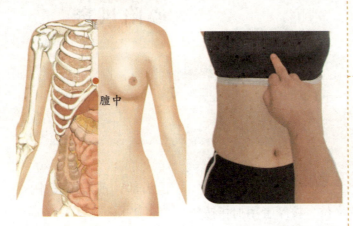

【定位取穴】该穴位于胸部，前正中线上，两乳头连线的中点。

【按摩方法】被按摩者仰卧，按摩者用拇指自下而上推膻中穴约2分钟，以局部出现酸、麻、胀感觉为佳。

按揉中脘穴

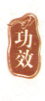

功效

健脾和胃

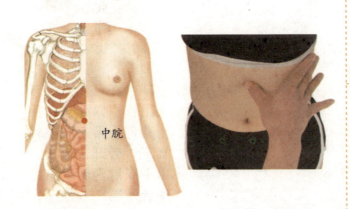

【定位取穴】该穴位于上腹部，前正中线上，脐上4寸。脐中与胸剑联合部(心窝上边)的中点即是。

【按摩方法】被按摩者仰卧，按摩者用拇指指腹按压中脘穴约30秒，然后沿顺时针方向按揉约2分钟，以局部出现酸、麻、胀感觉为佳。

按揉足三里穴

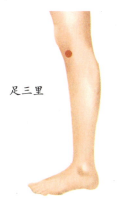
足三里

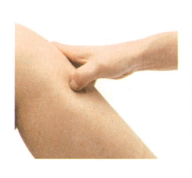

功效 调理脾胃 补中益气 通经活络

【定位取穴】该穴位于外膝眼下3寸，胫骨前肌上，在腓骨与胫骨之间，由胫骨旁量约1横指。

【按摩方法】被按摩者膝盖稍弯曲，按摩者用拇指沿顺时针方向按揉足三里穴约2分钟，然后沿逆时针方向按揉约2分钟，以局部出现酸、麻、胀感觉为佳。

点按关元穴

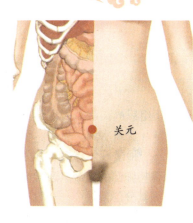
关元

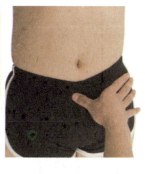

功效 固本培元 益肾化阳

【定位取穴】该穴位于脐下3寸，腹正中线上。

【按摩方法】被按摩者仰卧，按摩者用拇指指腹轻轻点按关元穴约2分钟，以局部出现酸、麻、胀感觉为佳。

第三章 疏通经络 摆脱常见疾病

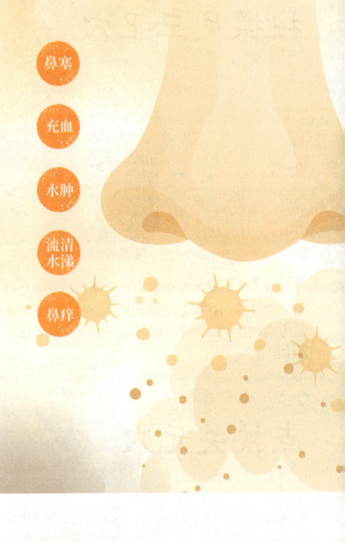

- 鼻塞
- 充血
- 水肿
- 流清水涕
- 鼻痒

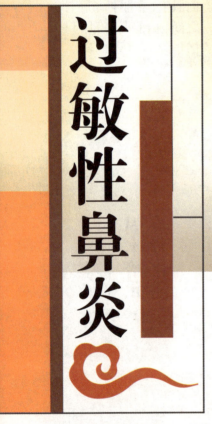

过敏性鼻炎

鼻炎是指鼻腔黏膜和黏膜下组织的炎症，表现为充血或水肿，患者经常会出现鼻塞、流清水涕、鼻痒、喉部不适、咳嗽等症状。鼻腔分泌的稀薄液体样物质称为鼻腔分泌物或者鼻涕，其作用是有助于清除灰尘、细菌，以保持肺部的健康。通常情况下，混合细菌和灰尘后的鼻涕吸至咽喉并最终进入胃内，因其分泌量很少，一般不会引起人们的注意。当鼻内出现炎症时，鼻腔内可以分泌大量的鼻涕，并可以因感染而变成黄色，流经咽喉时可以引起咳嗽。鼻涕量多时还可以从前鼻孔流出。中医认为，引起过敏性鼻炎的原因有内外之分。内因主要是患者的脏腑功能失调，肺、脾、肾等脏器虚损。此外，若再受外邪侵袭就易发病。可采用按摩疗法，通过按摩鼻部、面部，以及耳部等有关穴位，改善鼻部、面部的血液循环，恢复鼻腔组织的生理功能。

按揉上星穴

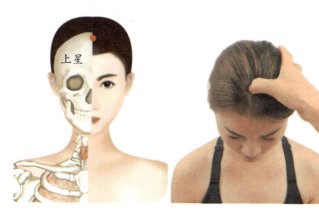

【按摩方法】 被按摩者仰卧，按摩者用拇指沿顺时针方向按揉上星穴约2分钟，然后沿逆时针方向按揉约2分钟，以局部出现酸、麻、胀感觉为佳。

祛风通窍　升清降浊 功效

【定位取穴】 该穴位于头部，前发际正中直上1寸。

按揉迎香穴

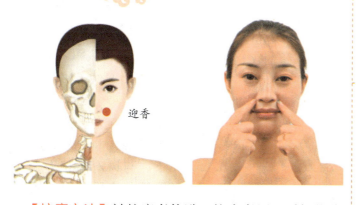

【按摩方法】 被按摩者仰卧，按摩者用双手拇指指腹沿顺时针方向轻轻按揉迎香穴约1分钟，然后沿逆时针方向按揉约1分钟，以局部出现酸、麻、胀感觉为佳。

疏散风热　通利鼻窍 功效

【定位取穴】 该穴位于面部，鼻翼外缘中点旁，当鼻唇沟中（在鼻孔两旁五分的笑纹处）。

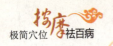

推抹印堂穴

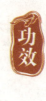

功效 祛风通窍 清利头目

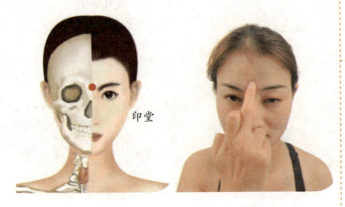

印堂

【定位取穴】该穴位于前额部,当两眉头连线的中点处。

【按摩方法】被按摩者仰卧,按摩者用拇指从鼻子向额头方向推抹印堂穴约2分钟,以局部出现酸、麻、胀感觉为佳。

揉按风池穴

功效 祛风解表 清利头目

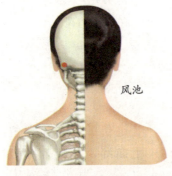

风池

【定位取穴】该穴位于项部,在枕骨之下,与风府穴相平,胸锁乳突肌与斜方肌上端之间的凹陷处(或当后头骨下,两条大筋外缘陷窝中,与耳垂齐平)。

【按摩方法】被按摩者取坐位,按摩者站在被按摩者背后,用拇指指腹或食指、中指两指并拢,用力环行揉按风池穴,同时头部尽力向后仰,以局部出现酸、沉、重、胀感为宜。每次按揉10分钟,早、晚各按揉1次。

掐揉合谷穴

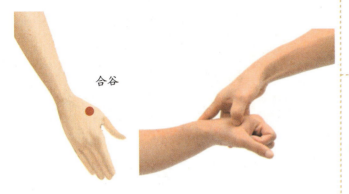

合谷

功效
祛风解表
开窍醒神
镇静止痛

【定位取穴】该穴位于手背第1、第2掌骨间,第2掌骨桡侧的中点处。以一手的拇指掌面指关节横纹,放在另一手的拇指、食指的指蹼缘上,屈指当拇指尖尽处即是。

【按摩方法】大拇指垂直往下按,做一紧一按、一揉一松的按压,按压的力量要慢慢加强,频率约为每分钟30次,按压穴位时以出现酸、麻、胀感觉为佳。

搓揉涌泉穴

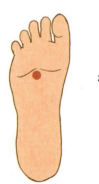

涌泉

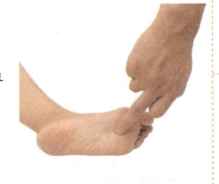

功效
平肝潜阳
固本培元
强身健体

【定位取穴】该穴位于足前部凹陷处第2、3趾趾缝纹头端与足跟连线的前1/3处。

【按摩方法】按摩者一手托着按摩者的脚,另一手拇指从足跟通过涌泉穴搓向足尖约1分钟,然后按揉约1分钟,左右脚交替进行,以局部出现酸、麻、胀感觉为佳。

第三章 疏通经络 摆脱常见疾病

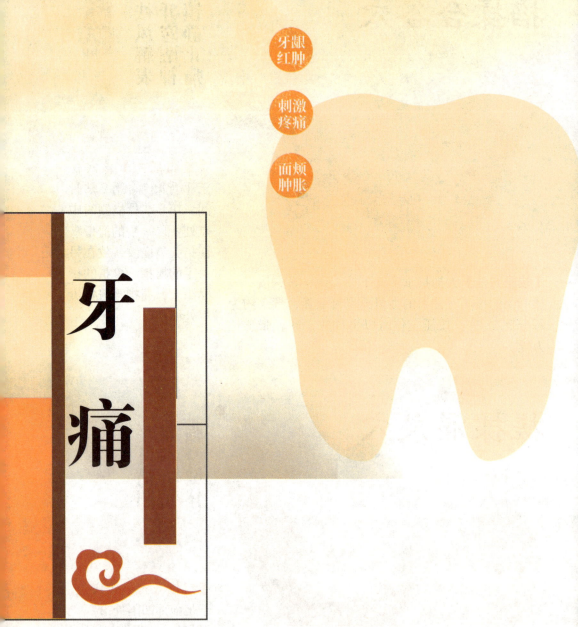

牙痛

牙龈红肿

刺激疼痛

面颊肿胀

俗话说"牙痛不是病，痛起来要人命"。牙痛是口腔科牙齿疾病最常见的症状之一，其表现为牙龈红肿、遇冷或热刺激疼痛、面颊部肿胀等。牙痛大多由于牙龈炎、牙周炎、蛀牙或折裂牙而导致牙髓（牙神经）感染所引起。中医认为，牙痛是外感风邪、胃火炽盛、肾虚火旺、虫蚀牙齿等原因所致。按摩相关穴位能够祛风泻火、通络止痛，从而改善症状。

掐揉合谷穴

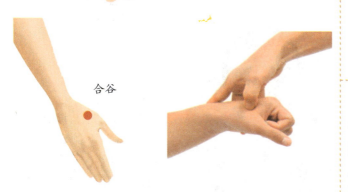

【按摩方法】 大拇指垂直往下按，做一紧一按、一揉一松的按压，按压的力量要慢慢加强，频率约为每分钟30次，按压穴位时以出现酸、麻、胀感觉为佳。

功效：祛风解表 开窍醒神 镇静止痛

【定位取穴】 该穴位于手背第1、第2掌骨间，第2掌骨桡侧的中点处。以一手的拇指掌面指关节横纹，放在另一手的拇指、食指的指蹼缘上，屈指当拇指尖尽处即是。

按揉下关穴

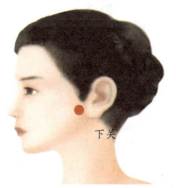
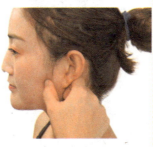

【按摩方法】 用双手中指或食指指腹，放于同侧面部下关穴，适当用力，按揉0.5~1分钟，以出现酸、麻、胀感觉为佳。

功效：疏风清热 解痉止痛

【定位取穴】 该穴位于面部耳前方，当颧弓与下颌切迹所形成的凹陷中。闭口时，由耳屏向前摸有一高骨，其下方有一凹陷，若张口则该凹陷闭合和突起，此凹陷处即是。

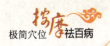

按揉颊车穴

祛风清热　开关通络

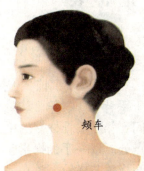

颊车

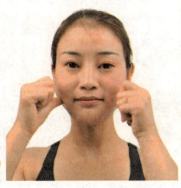

【定位取穴】该穴位于面部，下颌角前上方1横指（中指），闭口咬紧牙时，咬肌隆起；放松时按之有凹陷处即是。

【按摩方法】按摩者用双手拇指指腹，放于被按摩者同侧面部颊车穴，适当用力，由轻渐重，按压0.5～1分钟，以出现酸、麻、胀感觉为佳。

点揉阳溪穴

通腑泄热　清热止痛

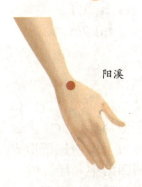

阳溪

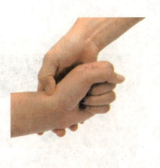

【定位取穴】该穴位于腕背横纹桡侧，拇指向上跷时，拇短伸肌腱与拇长伸肌腱之间的凹陷处。

【按摩方法】按摩者一手托着被按摩者腕部，用另一手点按阳溪穴30秒，先沿顺时针方向按揉约1分钟，然后沿逆时针方向按揉约1分钟，以局部出现酸、麻、胀感觉为佳。

按揉曲池穴

功效 疏风清热 清泻肝火

第三章 疏通经络 摆脱常见疾病

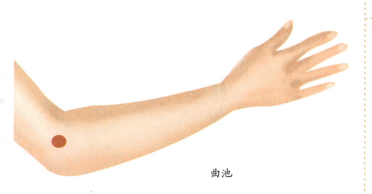
曲池

【定位取穴】该穴位于肘横纹外侧端，屈肘时，尺泽与肱骨外上髁连线中点。

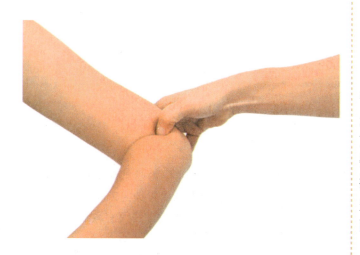

【按摩方法】按摩者一手托着按摩者的手臂，另一手拇指沿顺时针方向按揉曲池穴约2分钟，然后沿逆时针方向按揉约2分钟，左右手交替进行，以局部出现酸、麻、胀感觉为佳。

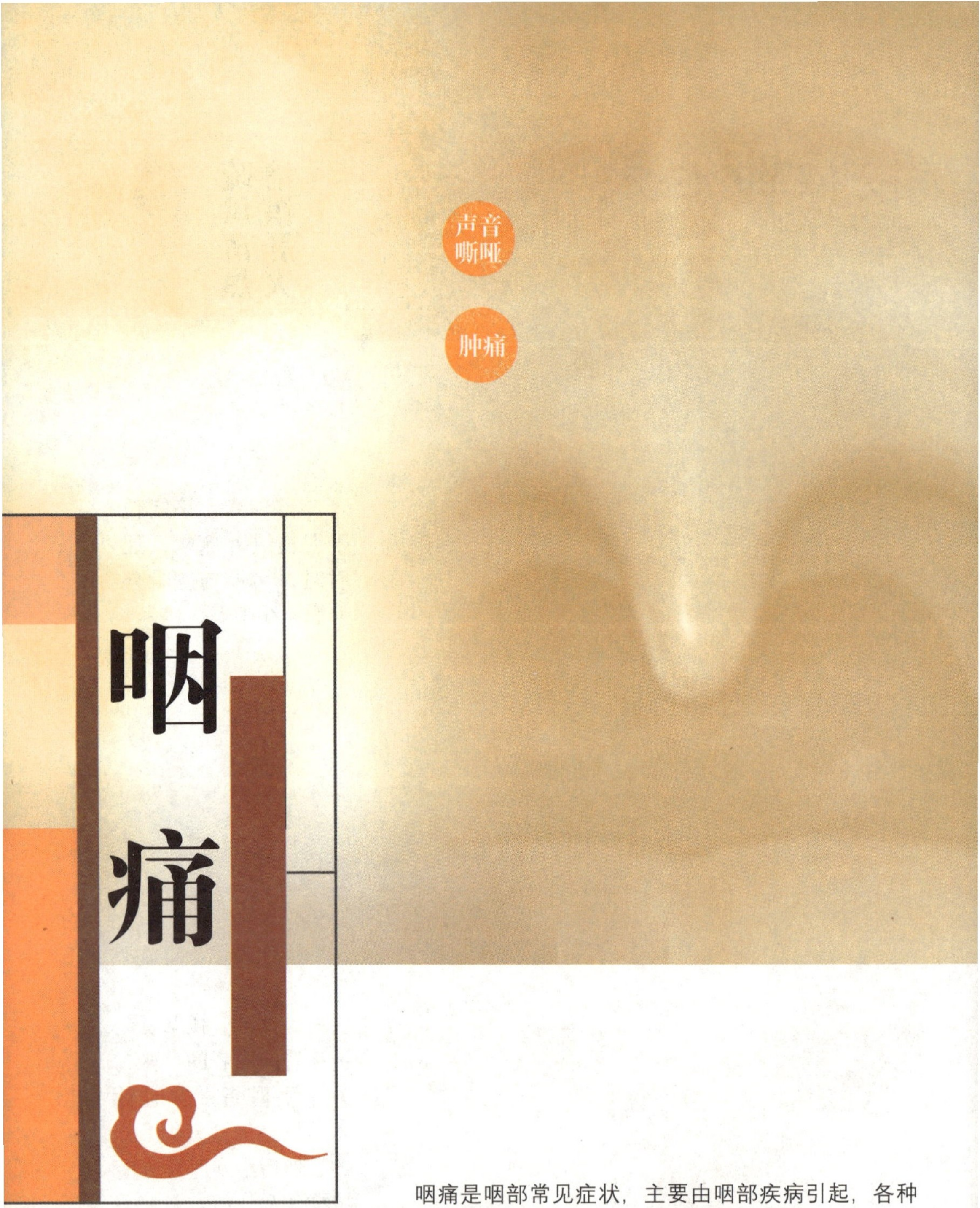

声音嘶哑

肿痛

咽痛

咽痛是咽部常见症状,主要由咽部疾病引起,各种咽部黏膜的感染性炎症刺激和痛觉神经末梢受压迫都能导致咽痛。咽痛也是咽部邻近器官或全身疾病在咽部的表现。任何刺激喉咙及口腔黏膜的物质都可能引起咽喉痛,包括病毒、细菌感染,过敏反应,灰尘、香烟、废气、热饮或食物的刺激,牙齿或牙龈感染有时也会累及咽喉。慢性咳嗽、极干燥的环境、胃酸反流及说话声音过大同样会刺激喉咙。通过穴位按摩可以达到清热解毒、消肿散结的治疗目的。

点按天鼎穴

清咽散结 理气化痰 **功效**

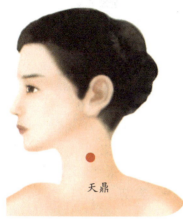
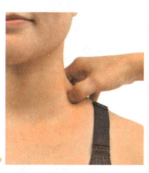

第三章 疏通经络 摆脱常见疾病

【定位取穴】该穴位于颈外侧部，胸锁乳突肌后缘，结喉旁，扶突穴与缺盆穴连线的中点。

【按摩方法】被按摩者仰卧或取坐位，按摩者用拇指点按天鼎穴1分钟，以不感到难受为佳。

点按水突穴

止咳平喘 化痰 **功效**

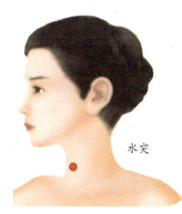
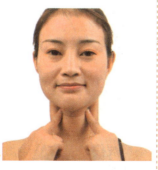

【定位取穴】该穴位于颈部胸锁乳突肌的前侧边缘，喉结斜下方。在胸锁乳突肌前缘，人迎穴与气舍穴连线的中点。

【按摩方法】被按摩者仰卧或取坐位，按摩者用拇指点按水突穴1分钟，以不感到难受为佳。

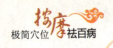

点按天突穴

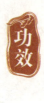

宣通肺气 化痰止咳

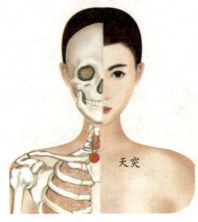

【定位取穴】该穴位于颈部，前正中线上。采用仰靠坐位的姿势，在两锁骨中间，胸骨上窝中央即是。

【按摩方法】被按摩者取坐位，仰头，按摩者用中指点按天突穴约2分钟，力度以不影响呼吸为宜。

按揉曲池穴

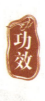

疏风清热 清泻肝火

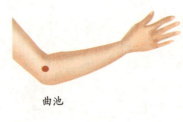
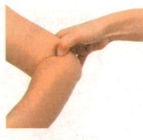

【定位取穴】该穴位于肘横纹外侧端，屈肘时，尺泽与肱骨外上髁连线的中点。

【按摩方法】按摩者一手托着被按摩者的手臂，另一手拇指沿顺时针方向按揉曲池穴约2分钟，然后沿逆时针方向按揉约2分钟，左右手交替进行，以局部出现酸、麻、胀感觉为佳。

掐揉少商穴

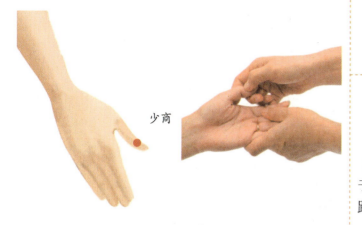

功效 解热通咽 消肿止痛

【定位取穴】该穴位于手拇指末节桡侧，距指甲角0.1寸。

【按摩方法】按摩者用大拇指指甲掐按被按摩者少商穴，掐按的力量要慢慢加强，频率为每分钟30次左右，掐按穴位时以出现酸、麻、胀感觉为佳。

掐揉合谷穴

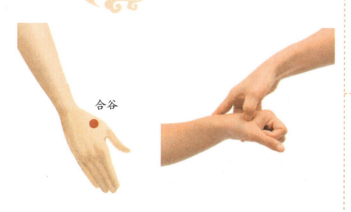

功效 祛风解表 开窍醒神 镇静止痛

【定位取穴】该穴位于手背第1、第2掌骨间，当第2掌骨桡侧的中点处。以一手的拇指掌面指关节横纹，放在另一手的拇指、食指的指蹼缘上，屈指当拇指尖尽处即是。

【按摩方法】大拇指垂直往下按，做一紧一按、一揉一松的按压，按压的力量要慢慢加强，频率约为每分钟30次，按压穴位时以出现酸、麻、胀感觉为佳。

第三章 疏通经络 摆脱常见疾病

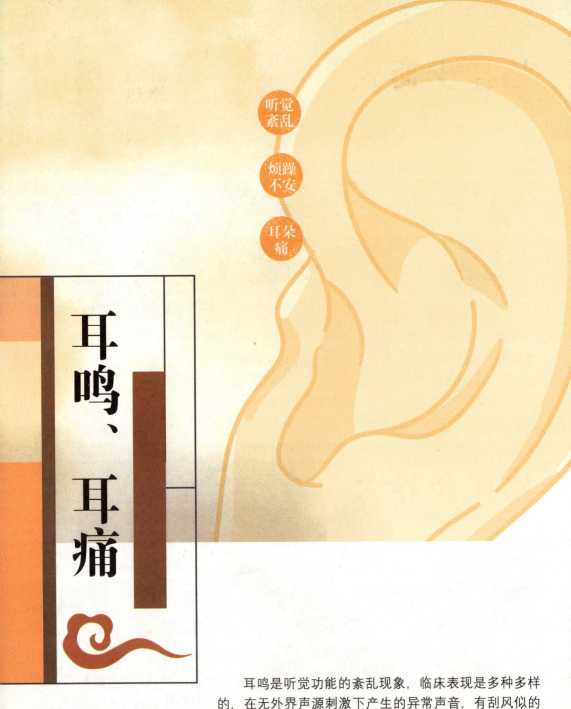

耳鸣、耳痛

听觉紊乱

烦躁不安

耳朵痛

耳鸣是听觉功能的紊乱现象，临床表现是多种多样的，在无外界声源刺激下产生的异常声音，有刮风似的呼呼声，有机器响似的隆隆声，有蝉鸣般的唧唧声，或似虫鸣、鸟叫、流水声，以及哨声、铃声，等等。高音耳鸣可使人烦躁不安，影响工作和睡眠，患者非常痛苦。耳朵里面痛为一种常见症状，可分为耳源性耳朵痛、反射性耳朵痛以及神经性耳朵痛3种，就耳朵本身的病变而言，最常见的原因是耳朵发炎。按摩相关穴位，可清热降浊、补益肾气，调和脾胃，从而治疗该病。

按揉听宫、翳风穴

开窍聪耳

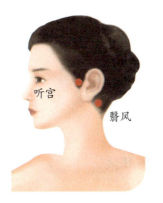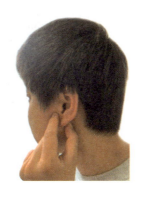

【按摩方法】按摩者用两手拇指按在左右翳风穴上,食指按在听宫穴上,顺时针方向按揉约2分钟,然后逆时针方向按揉约2分钟。

【定位取穴】听宫穴位于头部侧面耳屏前部,与耳珠平行,张口呈凹陷处;翳风穴位于乳突前下方,平耳垂后下缘的凹陷处。

按揉耳和髎穴

清热散风
通窍聪耳

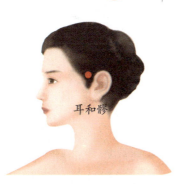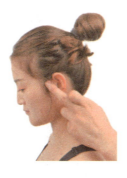

【按摩方法】被按摩者仰卧,按摩者坐于被按摩者头后,双手拇指相对用力,轻轻按住耳和髎穴30秒,然后沿顺时针方向揉约2分钟,以局部有酸胀感觉为佳。

【定位取穴】该穴位于耳门前上方,鬓发后缘,平耳郭根的前方。

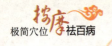

按揉耳门穴

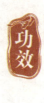

功效

清热开窍聪耳

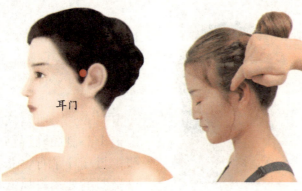

耳门

【按摩方法】被按摩者仰卧，微微张口，按摩者坐于被按摩者头后，用双手拇指相对用力，轻轻按压耳门穴半分钟，然后自上而下推耳前20次，以局部有酸胀感觉为佳。

【定位取穴】该穴位于耳区，耳屏上印迹与下颌骨髁突之间的凹陷处。

点揉太溪穴

功效

滋补肾阴 温补肾阳 通络止痛

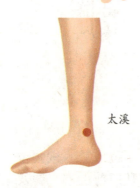

太溪

【按摩方法】按摩者用手握着被按摩者的踝部，用拇指点压太溪穴30秒，随即沿顺时针方向按揉约1分钟，然后沿逆时针方向按揉约1分钟，以局部出现酸、麻、胀感觉为佳。

【定位取穴】该穴位于足内侧，内踝后方与脚跟骨筋腱之间的凹陷处（即脚的内踝与跟腱之间的凹陷处）。双侧对称取穴，也就是两穴。

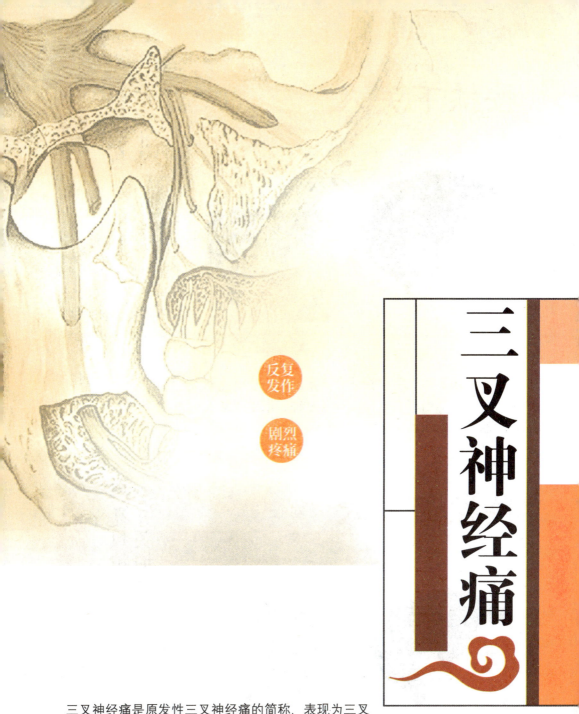

三叉神经痛

反复发作

剧烈疼痛

　　三叉神经痛是原发性三叉神经痛的简称，表现为三叉神经分布区内短暂的反复发作性剧痛。疾病骤发，出现骤停、闪电样、刀割样、烧灼样、顽固性、难以忍受的剧烈疼痛。说话、洗脸、刷牙或微风拂面，甚至走路时都会导致阵发性剧烈疼痛。疼痛历时数秒或数分钟，呈周期性发作，发作间歇期同正常人一样。中医认为三叉神经痛是五脏功能失调，内有肝火旺盛、肾虚、脾胃不和，加之外感风邪，湿热侵袭，三阳经筋受邪，气血不畅，经络不通，不通则痛。按摩能够解痉止痛，通经活络，减轻患者的痛苦。

按揉下关穴

功效：疏风清热 解痉止痛

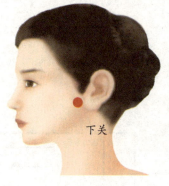
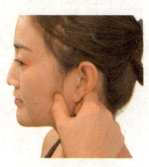

下关

【定位取穴】该穴位于面部耳前方，当颧弓与下颌切迹所形成的凹陷中。闭口时，由耳屏向前摸有一高骨，其下方有一凹陷，若张口则凹陷闭合和突起，此凹陷处即是。

【按摩方法】用双手中指或食指指腹，放于同侧面部下关穴，适当用力按揉0.5~1分钟，以出现酸、麻、胀感觉为佳。

按揉颊车穴

功效：祛风清热 开关通络

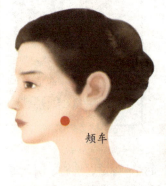
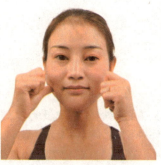

颊车

【定位取穴】该穴位于面部，下颌角前上方1横指（中指），闭口咬紧牙时，咬肌隆起；放松时，按之有凹陷处即是。

【按摩方法】按摩者用双手拇指指腹，放于被按摩者同侧面部颊车穴，适当用力，由轻渐重，按压0.5~1分钟，以出现酸、麻、胀感觉为佳。

掐揉合谷穴

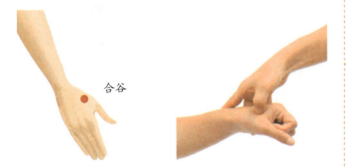

【按摩方法】大拇指垂直往下按,做一紧一按、一揉一松的按压,按压的力量要慢慢加强,频率为每分钟30次,按压穴位时以出现酸、麻、胀感觉为佳。

功效 祛风解表 开窍醒神 镇静止痛

【定位取穴】该穴位于手背第1、第2掌骨间,当第2掌骨桡侧的中点处。以一手的拇指掌面指关节横纹,放在另一手的拇指、食指的指蹼缘上,屈指当拇指尖尽处即是。

按揉曲池穴

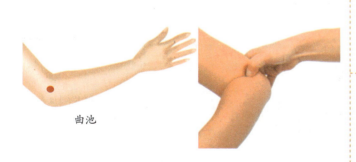

【按摩方法】按摩者一手托着按摩者的手臂,另一手拇指沿顺时针方向按揉曲池穴约2分钟,然后沿逆时针方向按揉约2分钟,左右手交替进行,以局部出现酸、麻、胀感觉为佳。

功效 疏风清热 清泻肝火

【定位取穴】该穴位于肘横纹外侧端,屈肘时,尺泽与肱骨外上髁连线的中点。

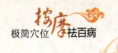

点按外关穴

 清热解表

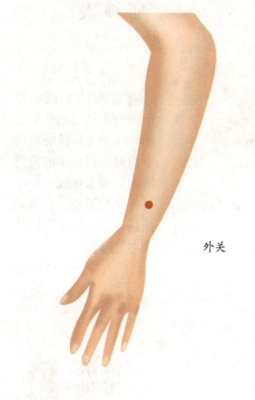

外关

【定位取穴】该穴位于前臂背侧，阳池与肘尖的连线上，腕背横纹上2寸，尺骨与桡骨之间。

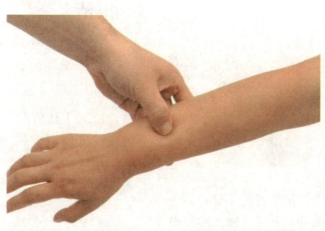

【按摩方法】按摩者一手托着被按摩者前臂，用拇指点按外关穴30秒，随即沿顺时针方向按揉约1分钟，然后沿逆时针方向按揉约1分钟，以局部出现酸、麻、胀感觉为佳。

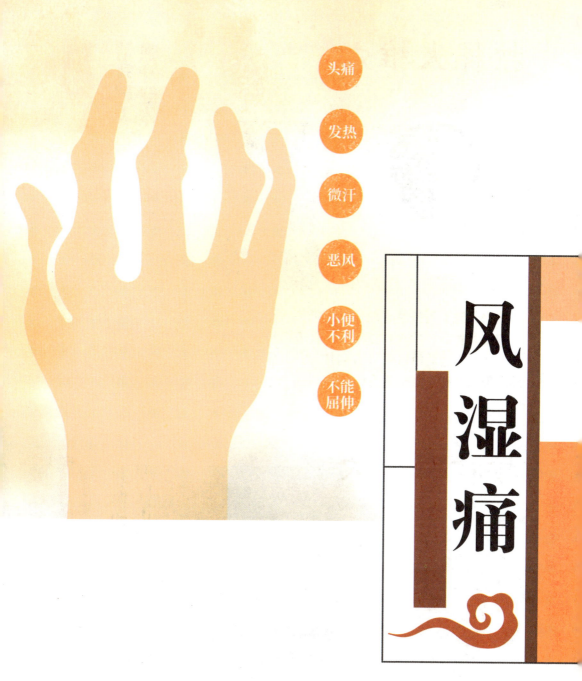

风湿痛主要指侵犯关节、肌肉、骨骼及关节周围软组织的风湿性疾病所引起的局部性或全身性疼痛，主要由于风邪和湿邪侵袭人体所致。症见头痛、发热、微汗、恶风、身重、小便不利、骨节酸痛、不能屈伸等。按摩可先用推、理、揉手法，轻轻按摩，使患部肌肉松弛，气血畅行；继用点、按、捏、拿手法，达到舒筋活络、止痛的目的。

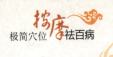

按揉大椎穴

清热解表
强身健体

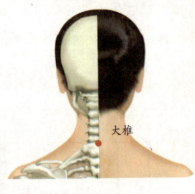

大椎

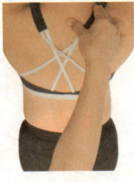

【定位取穴】该穴位于颈部下端，背部正中线上，第7颈椎棘突下凹陷中（正坐低头时，可见颈背部交界处椎骨有一高突，并能随颈部左右摆动而转动者即是第7颈椎，其下为大椎穴）。

【按摩方法】被按摩者取坐位、低头，按摩者站在被按摩者背后，用大拇指沿顺时针方向按揉大椎穴约2分钟，然后沿逆时针方向按揉约2分钟，以局部出现酸、麻、胀感觉为佳。

按揉膈俞穴

养血和营
理气止痛

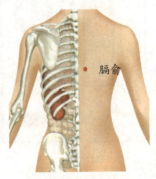

膈俞

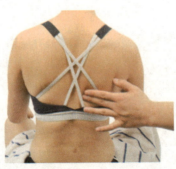

【定位取穴】该穴位于背部，第7胸椎棘突下，旁开1.5寸。由平双肩胛骨下角之椎骨（第7胸椎），其棘突下缘旁开约2横指（食指、中指）处。

【按摩方法】被按摩者俯卧，按摩者用两手拇指指腹同时用力，沿顺时针方向按揉膈俞穴约2分钟，然后沿逆时针方向按揉约2分钟，以局部出现酸、麻、胀感觉为佳。

按揉曲池穴

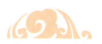

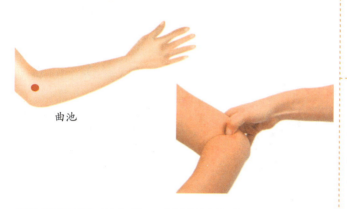

功效　疏风清热　清泻肝火

【定位取穴】该穴位于肘横纹外侧端，屈肘时，尺泽与肱骨外上髁连线的中点。

【按摩方法】按摩者一手托着被按摩者的手臂，另一手拇指沿顺时针方向按揉曲池穴约2分钟，然后沿逆时针方向按揉约2分钟，左右手交替进行，以局部出现酸、麻、胀感觉为佳。

按揉足三里穴

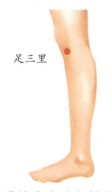

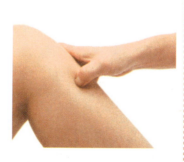

功效　调理脾胃　补中益气　通经活络

【定位取穴】该穴位于外膝眼下3寸，胫骨前肌上，在腓骨与胫骨之间，由胫骨旁量1横指处。

【按摩方法】被按摩者膝盖稍弯曲，按摩者用拇指沿顺时针方向按揉足三里穴约2分钟，然后沿逆时针方向按揉约2分钟，以局部出现酸、麻、胀感觉为佳。

第三章　疏通经络　摆脱常见疾病

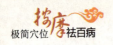

按揉阳陵泉穴

疏肝利胆

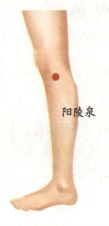

阳陵泉

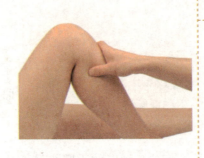

【定位取穴】该穴位于小腿外侧，膝关节外下方，腓骨小头前缘与下缘交叉处的凹陷处。

【按摩方法】按摩者用拇指沿顺时针方向按揉阳陵泉穴约2分钟，然后沿逆时针方向按揉约2分钟，以局部出现酸、麻、胀感觉为佳。

按揉血海穴

活血化瘀
调经止痛

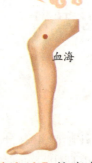

血海

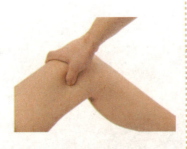

【定位取穴】该穴位于大腿内侧，髌底内侧端上2寸，股四头肌内侧头的隆起处。

【按摩方法】按摩者用双手拇指沿顺时针方向按揉血海穴约1分钟，然后沿逆时针方向按揉约1分钟，以局部出现酸、麻、胀感觉为佳。按摩的时间最好选在每天上午9—11点，因为这个时段是脾经经气的旺时，人体阳气呈上升趋势，所以此时按揉此穴可以达到最好的效果。

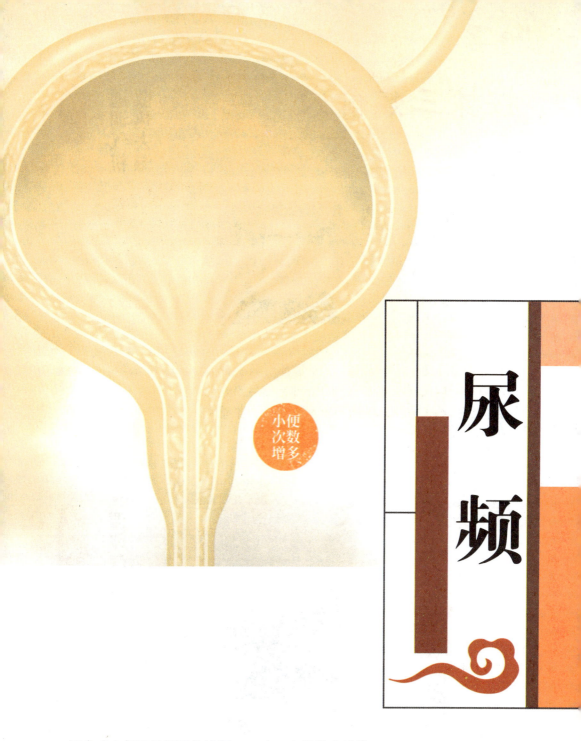

尿频

小便次数增多

正常成人每天日间平均排尿 4~6 次,夜间就寝后排尿 0~2 次;婴儿昼夜排尿 20~30 次。如排尿次数明显增多,超过了上述范围,就是尿频。尿频是一种临床症状,即小便次数增多,但无疼痛,又称小便频数。它可由多种原因引起,中医认为主要是肾气固摄不力,膀胱约束无能所致。按摩相关穴位能够健脾补肾,固涩小便。

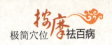

按揉三焦俞穴

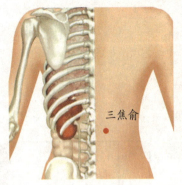
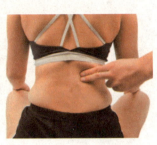

功效

通调气机 散热去湿

【定位取穴】该穴位于腰部，第1腰椎棘突下，左右旁开约2指宽处。

【按摩方法】被按摩者俯卧，按摩者用双手拇指沿顺时针方向按揉三焦俞穴约2分钟，然后沿逆时针方向按揉约2分钟，以局部出现酸、麻、胀感觉为佳。

按揉气冲穴

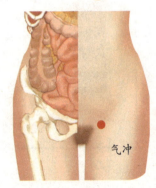
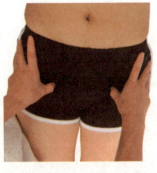

功效

调理气机

【定位取穴】该穴位于腹股沟稍上方，脐下5寸，距前正中线2寸处。

【按摩方法】被按摩者俯卧，按摩者用双手拇指沿顺时针方向按揉气冲穴约2分钟，然后沿逆时针方向按揉约2分钟，以局部出现酸、麻、胀感觉为佳。

搓揉涌泉穴

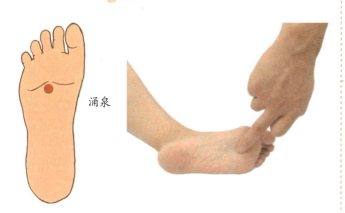

功效
平肝潜阳
固本培元
强身健体

【定位取穴】该穴位于足前部凹陷处第2、3趾趾缝纹头端与足跟连线的前1/3处。

【按摩方法】按摩者一手托着按摩者的脚，另一手拇指从足跟通过涌泉穴搓向足尖约1分钟，然后按揉约1分钟，左右脚交替进行，以局部出现酸、麻、胀感觉为佳。

点按关元穴

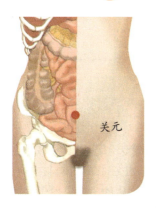 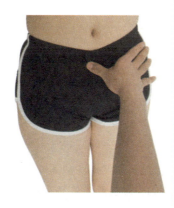

功效
固本培元
益肾化阳

【定位取穴】该穴位于脐下3寸，腹正中线上。

【按摩方法】被按摩者仰卧，按摩者用拇指指腹轻轻点按关元穴约2分钟，以局部出现酸、麻、胀感觉为佳。

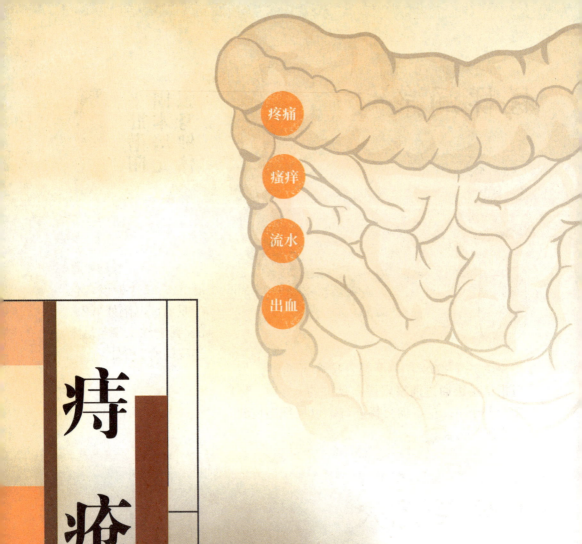

痔疮

疼痛
瘙痒
流水
出血

痔疮是指直肠下端黏膜和肛管远侧段皮下的静脉曲张团块呈半球状隆起的肉球。如发生在肛门内的叫内痔，在肛门外的叫外痔，内外均有的为混合痔。外痔在肛门边常有增生的皮瓣，发炎时疼痛；内痔便后可见出血，颜色鲜红；痔核可出现肿胀、疼痛、瘙痒、流水、出血等，大便时会脱出肛门。中医认为，痔疮的发生主要是由于饮食不节，燥热内生，下迫大肠，以及久坐、负重、远行等，气血运行不畅而致瘀血，热与血相搏，气血纵横，筋脉交错，结滞不散而形成痔疮。按摩相关穴位即可缓解其症状。

点按长强穴

功效

清热利湿
升阳举陷

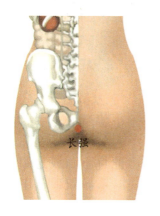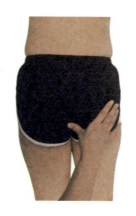

【定位取穴】该穴位于尾骨尖端下，尾骨尖端与肛门连线的中点处。

【按摩方法】被按摩者俯卧，双腿分开，按摩者用拇指轻轻点按揉长强穴约2分钟，以局部出现酸、麻、胀感觉为佳。

推擦八髎穴

功效

温经散寒
调和气血
补益下焦
清热利湿

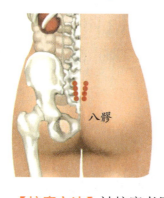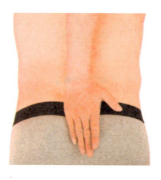

【定位取穴】该穴位于骶椎。包括上髎、次髎、中髎和下髎，左右共八个穴位，分别在第一、二、三、四骶后孔中，合称"八髎"。

【按摩方法】被按摩者屈肘前俯，坐在矮凳上，按摩者立其侧，手掌伸直，用掌面着力，紧贴骶部两侧皮肤，自上向下，连续不断地直线往返，摩擦5～10分钟。

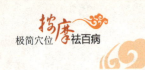

点揉承山穴

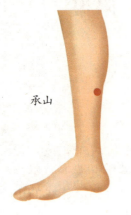
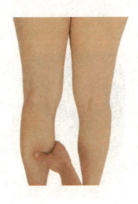

承山

功效

调整阴阳
扶正祛邪

【定位取穴】该穴位于小腿后面正中，委中穴与昆仑穴之间，当伸直小腿或足跟上提时腓肠肌肌腹下出现尖角凹陷处，腘横纹中点至外踝尖平齐处连线的中点。

【按摩方法】被按摩者俯卧，按摩者用两手拇指端点按两侧承山穴，力度以稍感酸痛为宜，一压一松为1次，连做10～20次。

按揉肾俞穴

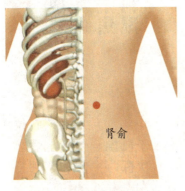
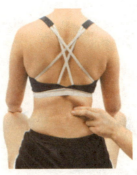

肾俞

功效

温补肾阳
滋补肾阴

【定位取穴】该穴位于腰部，第2腰椎棘突下，旁开1.5寸。与肚脐相对应处即为第2腰椎，其棘突下缘旁开约2横指（食指、中指）处。

【按摩方法】被按摩者俯卧，按摩者用双手拇指重叠按压肾俞穴1分钟，沿顺时针方向按揉约1分钟，然后沿逆时针方向按揉约1分钟，以局部出现酸、麻、胀感觉为佳。

按揉会阳穴

功效 清热利湿 补阳益气

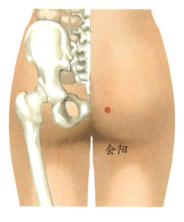

【定位取穴】该穴位于骶部，尾骨端旁开0.5寸处。

【按摩方法】被按摩者俯卧，双腿分开，按摩者用拇指轻轻点按揉会阳穴约2分钟，以局部出现酸、麻、胀感觉为佳。

按揉孔最穴

功效 肃降肺气 凉血止血 清热止血 润肺理气

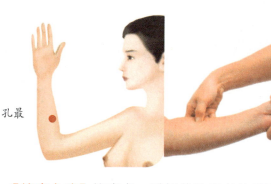

【定位取穴】该穴位于前臂掌面桡侧，尺泽穴与太渊穴连线上，腕横纹上7寸处。伸前臂仰掌，前臂内侧，在尺泽穴与太渊穴连线的上5/12处即是。

【按摩方法】按摩者一手托着按摩者的手臂，另一手拇指沿顺时针方向按揉孔最穴约2分钟，然后沿逆时针方向按揉约2分钟，左右手交替进行，以局部出现酸、麻、胀感觉为佳。有痔疮的人会明显感到此处疼痛，最好经常按压。

PART 4

第四章

夫妻按摩
告别妇科、男科病

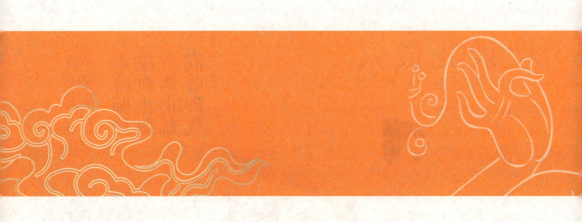

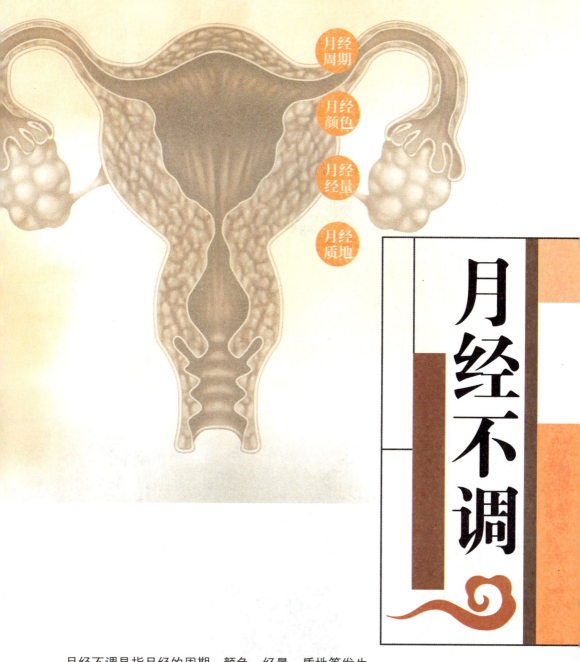

月经不调

月经不调是指月经的周期、颜色、经量、质地等发生异常的一种妇科常见疾病。临床表现为月经时间提前或延后、量或多或少、颜色或鲜红或淡红、经质或清稀或赤稠,并伴有头晕、心跳加快、心胸烦闷、容易发怒、夜晚睡眠不好、小腹胀满、腰酸腰痛、精神疲倦等症状。中医认为,月经不调是由于血热、肾气亏虚、气血虚弱等原因所致。按摩相关穴位可以调节气血,滋养肝肾,对治疗有积极的作用。

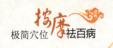

按揉中极穴

功效

调和气血
清热利湿
消痛止痒

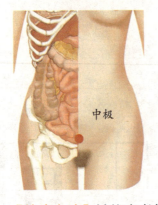
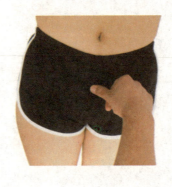

【定位取穴】该穴位于下腹部,前正中线上,脐下4寸。

【按摩方法】被按摩者仰卧,按摩者用拇指按压中极穴1分钟,沿顺时针方向按揉约1分钟,然后沿逆时针方向按揉约1分钟,以局部出现酸、麻、胀感觉为佳。

按揉关元穴

功效

固本培元
益肾化阳

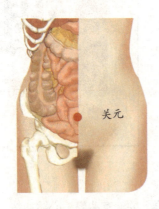
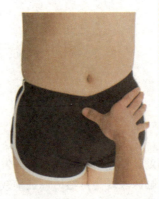

【定位取穴】该穴位于脐下3寸,腹正中线上。

【按摩方法】被按摩者仰卧,按摩者用拇指指腹轻轻点按关元穴约2分钟,以局部有温热的感觉并持续向腹部渗透为有效。

按揉肾俞穴

温补肾阳 滋补肾阴

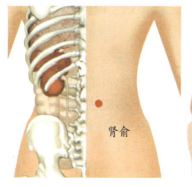

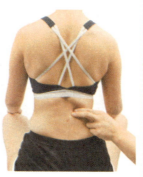

【定位取穴】该穴位于腰部,当第2腰椎棘突下,旁开1.5寸。与肚脐相对应处即为第2腰椎,其棘突下缘旁开约2横指(食指、中指)处为取穴部位。

【按摩方法】被按摩者俯卧,按摩者用双手拇指重叠按压肾俞穴1分钟,沿顺时针方向按揉约1分钟,然后沿逆时针方向按揉约1分钟,以局部出现酸、麻、胀感觉为佳。

推擦八髎穴

温经散寒 调和气血 补益下焦 清热利湿

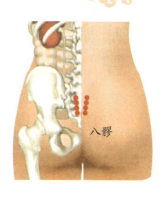

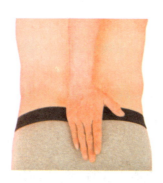

【定位取穴】该穴位于骶椎。包括上髎、次髎、中髎和下髎,左右共八个穴位,分别在第一、二、三、四骶后孔中,合称"八髎"。

【按摩方法】被按摩者屈肘前俯,坐在矮凳上,按摩者立其侧,手掌伸直,用掌面着力,紧贴骶部两侧皮肤,自上向下,连续不断地直线往返,摩擦5~10分钟,以局部出现酸、麻、胀感觉为佳。

按揉三阴交穴

功效：健脾养血 调经止痛 宁心安神

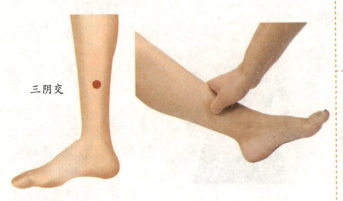

三阴交

【按摩方法】被按摩者仰卧，按摩者用拇指沿顺时针方向按揉三阴交穴约2分钟，然后沿逆时针方向按揉约2分钟，以局部出现酸、麻、胀感觉为佳。

【定位取穴】该穴位于小腿内侧，足内踝尖上3寸，胫骨内侧缘后方。以手4指并拢，小指下缘紧靠内踝尖上，食指上缘所在水平线与胫骨后缘的交点处。

按揉血海穴

功效：活血化瘀 调经止痛

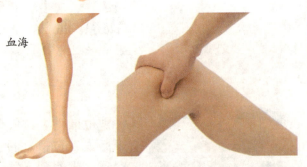

血海

【按摩方法】按摩者用双手拇指沿顺时针方向按揉血海穴约1分钟，然后沿逆时针方向按揉约1分钟，以局部出现酸、麻、胀感觉为佳。按摩的时间最好选在每天上午9—11点，因为这个时段是脾经经气的旺时，人体阳气呈上升趋势，所以此时按揉此穴可以达到最好的效果。

【定位取穴】该穴位于大腿内侧，髌底内侧端上2寸，股四头肌内侧头的隆起处。

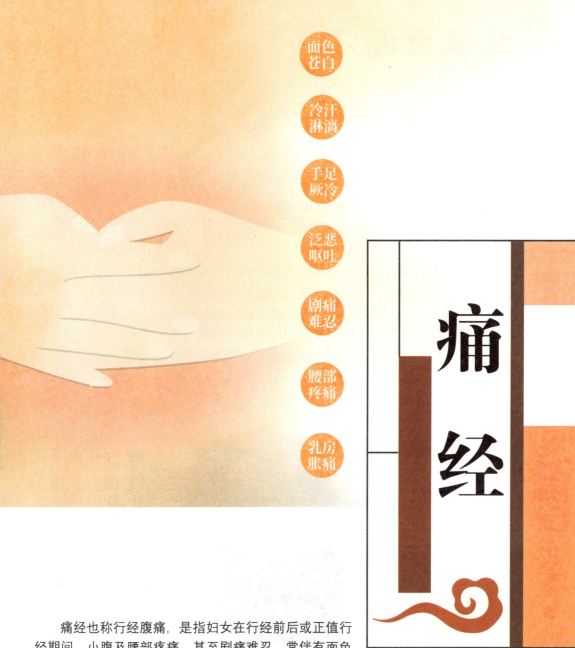

痛经

面色苍白　冷汗淋漓　手足厥冷　泛恶呕吐　剧痛难忍　腰部疼痛　乳房胀痛

痛经也称行经腹痛，是指妇女在行经前后或正值行经期间，小腹及腰部疼痛，甚至剧痛难忍，常伴有面色苍白、头面冷汗淋漓、手足厥冷、泛恶呕吐，并随着月经周期而发作。中医认为，痛经主要病机在于邪气内伏、经血亏虚，导致胞宫的气血运行不畅，"不通则痛"；或胞宫失于濡养，"不荣则痛"。按摩治疗痛经，多在经前5～7天开始，月经来潮后停止，待下次月经来潮前再施以手法治疗。按摩的目的是引血下行，因此治疗须在经前，当下腹部、腰骶部出现疼痛时操作。如手法得当，可使经期提前1～2天，随着经血排出，疼痛也会随之减轻或消失。

按揉血海穴

功效：活血化瘀 调经止痛

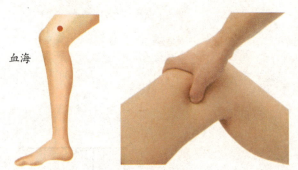

【定位取穴】该穴位于大腿内侧，髌底内侧端上2寸，股四头肌内侧头的隆起处。

【按摩方法】按摩者用双手拇指沿顺时针方向按揉血海穴约1分钟，然后沿逆时针方向按揉约1分钟，以局部出现酸、麻、胀感觉为佳。按摩的时间最好选在每天上午9—11点，因为这个时段是脾经经气的旺时，人体阳气呈上升趋势，所以此时按揉此穴可以达到最好的效果。

点揉子宫穴

功效：活血化瘀 理气止痛

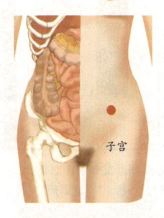 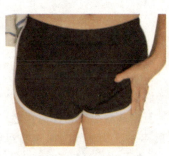

【定位取穴】该穴位于下腹部，约脐下1横掌处（脐下4寸）。左右旁开约4横指（旁开正中线3寸）的距离各有一穴。

【按摩方法】按摩者用双手食指、中指按压住两旁子宫穴，稍加压力，缓缓点揉，以酸胀为度，操作5分钟，以腹腔内有热感为最佳。

点揉十七椎穴

功效 调和气血 化瘀止痛

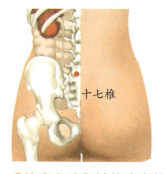 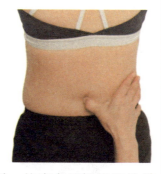

【按摩方法】被按摩者俯卧，按摩者用拇指指关节按揉该穴，稍微用力，感觉按揉时有轻微的痛感，不能只按，还要揉，才能让血脉畅通，点揉大约2分钟，以局部出现酸、麻、胀感觉为佳。只适用寒性体质者，就是手脚通常冰冷，经血中有大量血块的女性。

【定位取穴】该穴位于腰部，后正中线上，第5腰椎棘突下，俯卧取之。

推擦八髎穴

功效 温经散寒 调和气血 补益下焦 清热利湿

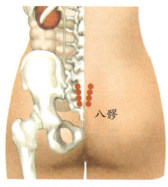 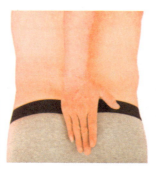

【按摩方法】被按摩者屈肘前俯，坐在矮凳上，按摩者立其侧，手掌伸直，用掌面着力，紧贴骶部两侧皮肤，自上向下，连续不断地直线往返摩擦，5～10分钟。

【定位取穴】该穴位于骶椎。包括上髎、次髎、中髎和下髎，左右共八个穴位，分别在第一、二、三、四骶后孔中，合称"八髎"。

第四章 夫妻按摩 告别妇科、男科病

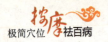

按揉三阴交穴

健脾养血 调经止痛 宁心安神 **功效**

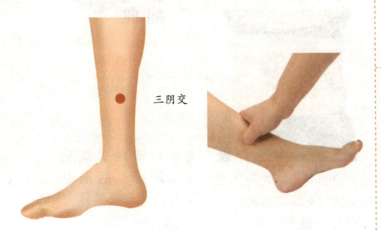

三阴交

【定位取穴】该穴位于小腿内侧,足内踝尖上3寸,胫骨内侧缘后方。以手4指并拢,小指下缘紧靠内踝尖上,食指上缘所在水平线与胫骨后缘的交点处。

【按摩方法】被按摩者仰卧,按摩者用拇指沿顺时针方向按揉三阴交穴约2分钟,然后沿逆时针方向按揉约2分钟,以局部出现酸、麻、胀感觉为佳。

按揉足三里穴

调理脾胃 补中益气 通经活络 **功效**

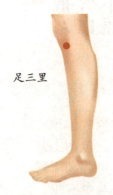

足三里

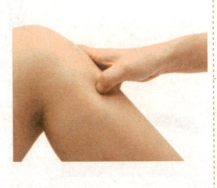

【定位取穴】该穴位于外膝眼下3寸,胫骨前肌上,在腓骨与胫骨之间,由胫骨旁量约1横指处。

【按摩方法】被按摩者膝盖稍弯曲,按摩者用拇指沿顺时针方向按揉足三里穴约2分钟,然后沿逆时针方向按揉约2分钟,以局部出现酸、麻、胀感觉为佳。

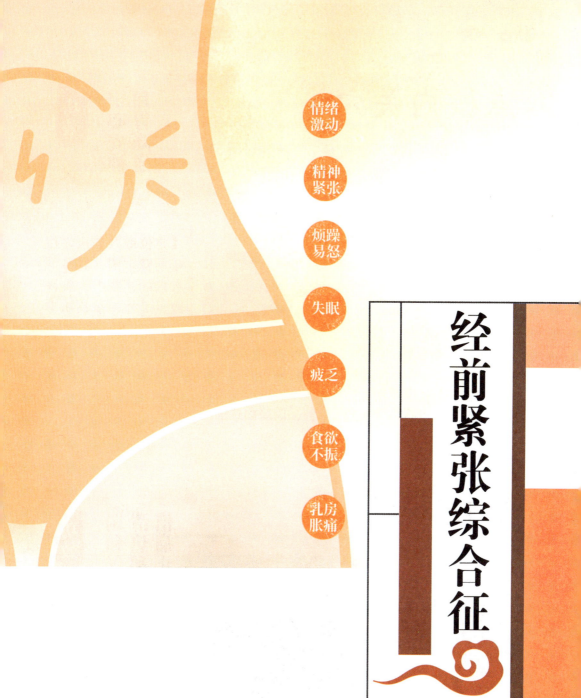

经前紧张综合征

情绪激动　精神紧张　烦躁易怒　失眠　疲乏　食欲不振　乳房胀痛

凡月经前期出现生理、精神以及行为上的改变，称为经前紧张综合征。临床表现为情绪激动、精神紧张、烦躁易怒、失眠、疲乏、注意力不集中、浮肿、食欲不振、腹胀、腹泻、头痛、乳房胀痛、全身疼痛等症。本病的发病率可达行经者的50%，以20～30岁之间患病率最高。城市妇女及脑力劳动妇女多见。每个人的症状不同，病情有轻有重，轻者可以忍受，严重者影响工作和生活。中医称为"月经前后诸证"，其病因系心血不足、肝郁火旺、痰气郁结。按摩相关穴位能理气活血，益气宁心。

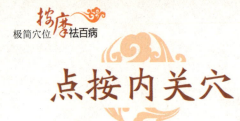

点按内关穴

 功效

宁心安神
和胃降逆

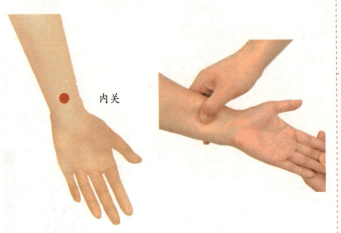

【定位取穴】该穴位于前臂掌侧，曲泽与大陵的连线上，腕横纹上2寸，掌长肌腱与桡侧腕屈肌腱之间。

【按摩方法】按摩者左手托着被按摩者的前臂，右手拇指或食指点按内关穴约1分钟，以局部感到酸胀并向腕部和手放射为佳。

按揉中极穴

 功效

调和气血
清热利湿
消痛止痒

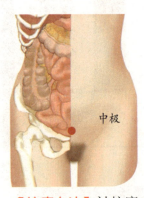 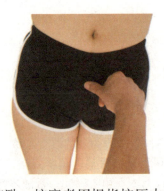

【定位取穴】该穴位于下腹部，前正中线上，脐下4寸。

【按摩方法】被按摩者仰卧，按摩者用拇指按压中极穴1分钟，再沿顺时针方向按揉约1分钟，然后沿逆时针方向按揉约1分钟，以局部出现酸、麻、胀感觉为佳。

按揉心俞穴

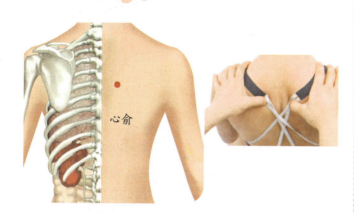

【按摩方法】 被按摩者俯卧，按摩者站于一旁，用两手拇指指腹沿顺时针方向按揉心俞穴约2分钟，然后沿逆时针方向按揉约2分钟，以局部出现酸、麻、胀感觉为佳。

功效

宁心安神

【定位取穴】 该穴位于背部，第5胸椎棘突下，旁开1.5寸。由平双肩胛骨下角之椎骨（第7胸椎），往上推2个椎骨，即第5胸椎棘突下缘，旁开约2横指（食指、中指）处。

按揉关元穴

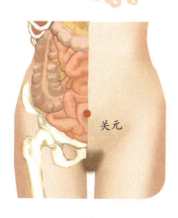
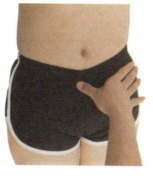

【按摩方法】 被按摩者仰卧，按摩者用拇指指腹轻轻点按关元穴约2分钟，以局部有温热的感觉并持续向腹部渗透为有效。

功效

固本培元
益肾壮阳

【定位取穴】 该穴位于脐下3寸，腹正中线上。

第四章 夫妻按摩 告别妇科、男科病

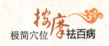

按揉肝俞穴

**疏肝养血
养肝明目**

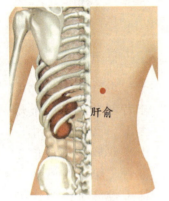

【按摩方法】被按摩者俯卧，按摩者站于一旁，用两手拇指指腹沿顺时针方向按揉肝俞穴约2分钟，然后沿逆时针方向按揉约2分钟，以局部出现酸、麻、胀感觉为佳。

【定位取穴】该穴位于背部，第9胸椎棘突下，旁开1.5寸。由平双肩胛骨下角之椎骨（第7胸椎），往下推2个椎骨，即第9胸椎棘突下缘，旁开约2横指（食指、中指）处。

按揉肾俞穴

**温补肾阳
滋补肾阴**

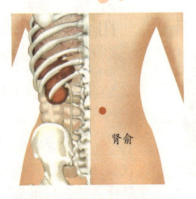

【按摩方法】被按摩者俯卧，按摩者用双手拇指重叠按压肾俞穴1分钟，再沿顺时针方向按揉约1分钟，然后沿逆时针方向按揉约1分钟，以局部出现酸、麻、胀感觉为佳。

【定位取穴】该穴位于腰部，第2腰椎棘突下，旁开1.5寸。与肚脐相对应处即为第2腰椎，其棘突下缘旁开约2横指（食指、中指）处。

按揉三阴交穴

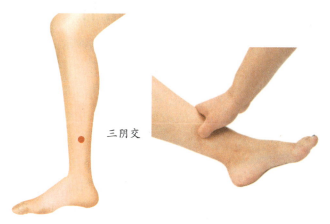

【按摩方法】 被按摩者仰卧，按摩者用拇指沿顺时针方向按揉三阴交穴约2分钟，然后沿逆时针方向按揉约2分钟，以局部出现酸、麻、胀感觉为佳。

功效

健脾养血
调经止痛
宁心安神

【定位取穴】 该穴位于小腿内侧，足内踝尖上3寸，胫骨内侧缘后方。以手4指并拢，小指下缘紧靠内踝尖上，食指上缘所在水平线与胫骨后缘的交点处。

点揉神门穴

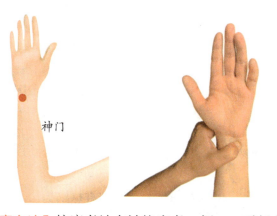

【按摩方法】 按摩者站在被按摩者一侧，一手托着其前臂，用拇指点按神门穴大约1分钟，左右手交替进行，以局部出现酸、麻、胀感觉为佳。

功效

养心安神
通经活络

【定位取穴】 该穴位于腕部，腕掌侧横纹尺侧端，尺侧腕屈肌腱的桡侧凹陷处。

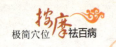

按揉脾俞穴

健脾和胃
利湿升清

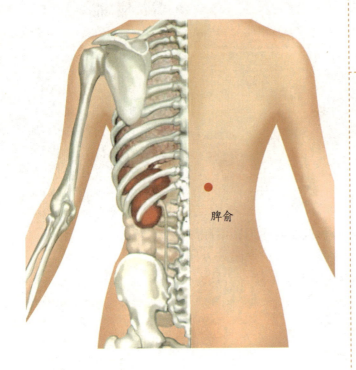

脾俞

【定位取穴】该穴位于背部，第11胸椎棘突下，旁开1.5寸。与肚脐相对应处即为第2腰椎，由第2腰椎往上推3个椎体，即为第11胸椎，其棘突下缘旁开约2横指（食指、中指）处。

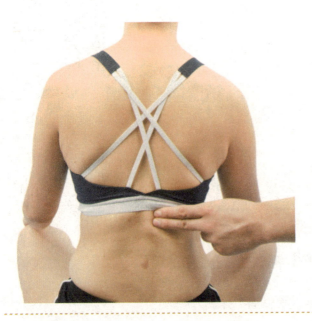

【按摩方法】被按摩者俯卧，按摩者用两手拇指按在脾俞穴上，其余四指辅助，按揉约2分钟；或捏空拳揉擦脾俞穴30~50次，擦至局部有热感为佳。

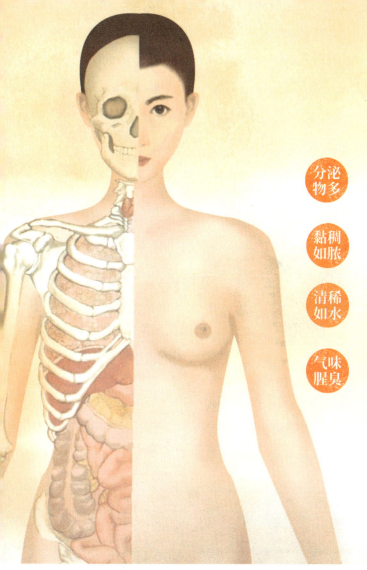

- 分泌物多
- 黏稠如脓
- 清稀如水
- 气味腥臭

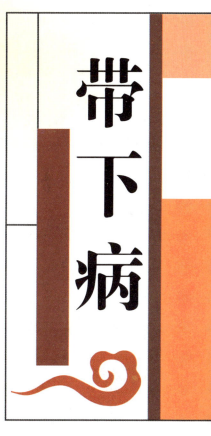

带下病

　　白带是指正常妇女阴道内流出的少量白色无味的分泌物。若在经期、排卵期或妊娠期白带增多，是妇女正常的生理现象。如果妇女阴道分泌物增多，且连绵不断，色黄或色红或带血，或黏稠如脓，或清稀如水，气味腥臭，就是带下病。带下病患者常伴有心烦、口干、头晕、腰酸痛、阴部瘙痒、小便少且颜色黄、全身乏力以及小腹下坠或肿痛感等症状。中医经典著作《傅青主女科》认为，带下病主要是脾气虚弱、肝气郁结、湿气侵袭及热气急逼以致带脉受损而发病，故带下病大多是湿证，是湿邪侵袭胞宫、阴器，累及任脉和带脉，使任脉失固，带脉失约而致病。按摩治疗带下病的原则是健脾、升阳、除湿，佐以疏肝、固肾。

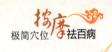

按揉带脉穴

功效 健脾利湿 调经止带

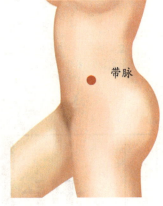
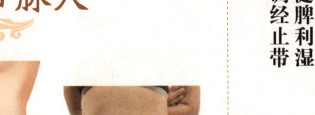

【按摩方法】被按摩者仰卧,按摩者用拇指沿顺时针方向按揉带脉穴约2分钟,然后沿逆时针方向按揉约2分钟,以局部出现酸、麻、胀感觉为佳。

【定位取穴】该穴位于侧腹部,章门下1.8寸,第11肋骨游离端下方垂线与脐水平线的交点。

按揉关元穴

功效 固本培元 益肾壮阳

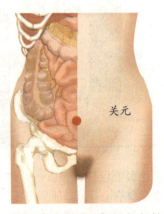
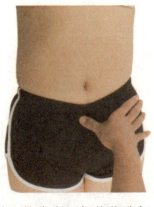

【按摩方法】被按摩者仰卧,按摩者用拇指指腹轻轻点按关元穴约2分钟,以局部有温热的感觉并持续向腹部渗透为有效。

【定位取穴】该穴位于脐下3寸,腹中线上,仰卧取穴。

按揉阴陵泉穴

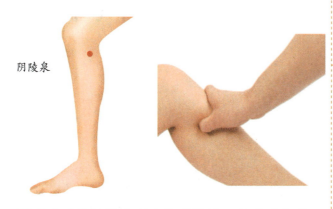

 功效

清热利湿
健脾理气
益肾调经
通经活络

【定位取穴】该穴位于小腿内侧，用拇指沿小腿内侧骨内缘(胫骨内侧)由下往上推，拇指抵至膝关节下时，胫骨向内上弯曲之凹陷处。

【按摩方法】被按摩者坐位或仰卧，膝盖稍弯曲，按摩者用拇指沿顺时针方向按揉阴陵泉穴约2分钟，然后沿逆时针方向按揉约2分钟，以局部出现酸、麻、胀感觉为佳。

按揉三阴交穴

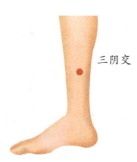
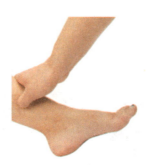

 功效

健脾养血
调经止痛
宁心安神

【定位取穴】该穴位于小腿内侧，足内踝尖上3寸，胫骨内侧缘后方。以手4指并拢，小指下缘紧靠内踝尖上，食指上缘所在水平线在胫骨后缘的交点处。

【按摩方法】被按摩者仰卧，按摩者用拇指沿顺时针方向按揉三阴交穴约2分钟，然后沿逆时针方向按揉约2分钟，以局部出现酸、麻、胀感觉为佳。

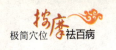

按揉足三里穴

功效
调理脾胃
补中益气
通经活络

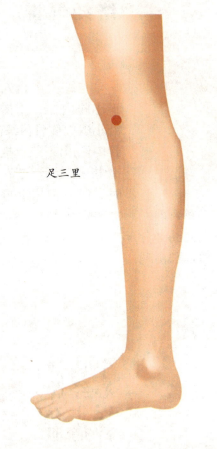

足三里

【定位取穴】该穴位于外膝眼下3寸，胫骨前肌上，在腓骨与胫骨之间，由胫骨旁量约1横指处。

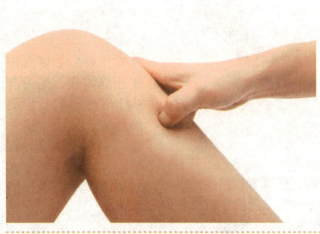

【按摩方法】被按摩者膝盖稍弯曲，按摩者用拇指沿顺时针方向按揉足三里穴约2分钟，然后沿逆时针方向按揉约2分钟，以局部出现酸、麻、胀感觉为佳。

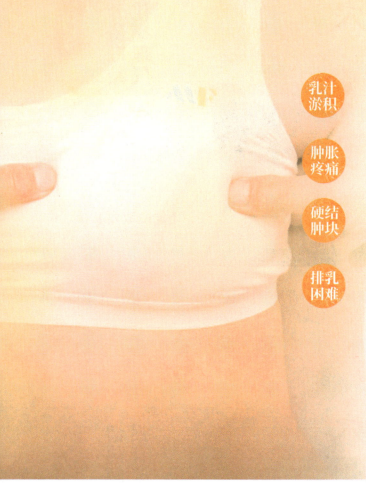
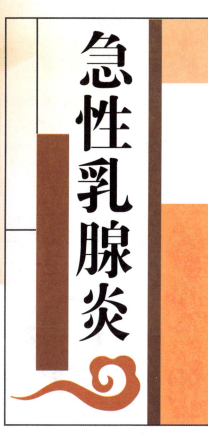

- 乳汁淤积
- 肿胀疼痛
- 硬结肿块
- 排乳困难

急性乳腺炎

急性乳腺炎是处在哺乳期的年轻妈妈们经常遇到的烦恼。在疾病的早期，往往是由于各种原因导致乳汁瘀积，出现单侧或双侧乳房局部肿胀疼痛，可在短期内出现乳房硬结肿块，部分人可能会伴有排乳困难。若疾病未经有效治疗出现细菌沿乳管或淋巴管逆行性感染时，则会出现畏寒发热、恶心烦渴、胸闷欲呕、全身疼痛等不适症状。轻者影响正常哺乳，重者可能因为积乳化脓而需要手术治疗。运用中医传统按摩的方法来疏通乳汁，可以起到调和气血、疏通乳管、凉血解毒、散结止痛的作用。

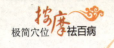

指推膻中穴

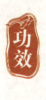

【功效】开胸散结 化痰理气

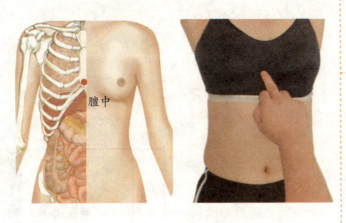

【定位取穴】该穴位于胸部，前正中线上，两乳头连线的中点。

【按摩方法】被按摩者仰卧，按摩者用拇指自下而上推膻中穴约2分钟，以局部出现酸、麻、胀感觉为佳。

按揉大椎穴

【功效】清热解表 强身健体

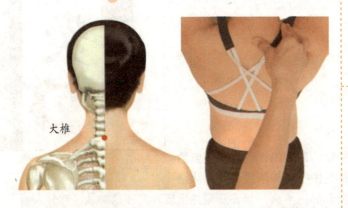

【定位取穴】该穴位于颈部下端，背部正中线上，第7颈椎棘突下凹陷中（正坐低头时，可见颈背部交界处椎骨有一高突，并能随颈部左右摆动而转动者即是第7颈椎，其下为大椎穴）。

【按摩方法】被按摩者取坐位、低头，按摩者站在被按摩者背后，用大拇指沿顺时针方向按揉大椎穴约2分钟，然后沿逆时针方向按揉约2分钟，以局部出现酸、麻、胀感觉为佳。

按揉肩井穴

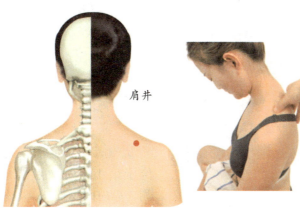

功效 祛风清热 活络消肿

【定位取穴】该穴位于肩胛区，第7颈椎棘突与肩峰最外侧点连线的中点，肩部最高处，即乳头正上方与肩线交接处。

【按摩方法】被按摩者取坐位，按摩者用双手拇指按压肩井穴大约1分钟，然后按揉约2分钟，以局部出现酸、麻、胀感觉为佳。

按揉天宗穴

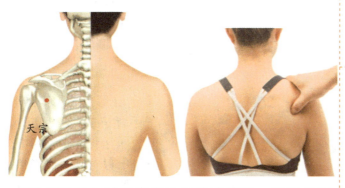

功效 通络止痛

【定位取穴】该穴位于肩胛部，冈下窝中央凹陷处，与第4胸椎相平。垂臂，由肩胛冈下缘中点至肩胛下角连线上1/3与下2/3交点处即是。

【按摩方法】被按摩者取坐位或俯卧，按摩者用两手拇指指腹沿顺时针方向按揉天宗穴约1分钟，然后沿逆时针方向按揉约1分钟，以局部出现酸、麻、胀感觉为佳。

第四章 夫妻按摩 告别妇科、男科病

点按鱼际穴

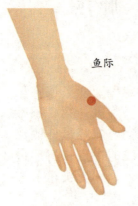
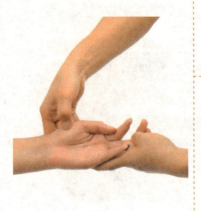

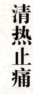 清热止痛

【定位取穴】该穴位于第1掌骨中点桡侧，赤白肉际处。

【按摩方法】大拇指垂直往下按，做一紧一按、一揉一松的按压，按压的力量要慢慢加强，频率为每分钟30次，按压穴位时以出现酸、麻、胀感觉为佳。

掐揉合谷穴

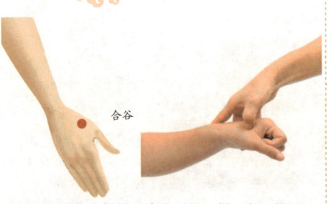

 祛风解表 开窍醒神 镇静止痛

【定位取穴】该穴位于手背第1、第2掌骨间，第2掌骨桡侧的中点处。以一手的拇指掌面指关节横纹，放在另一手的拇指、食指的指蹼缘上，屈指当拇指尖尽处即是。

【按摩方法】大拇指垂直往下按，做一紧一按、一揉一松的按压，按压的力量要慢慢加强，频率为每分钟30次，按压穴位时以出现酸、麻、胀感觉为佳。

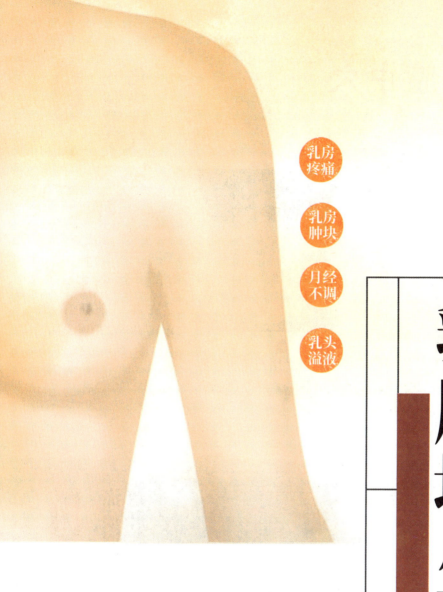

乳腺增生

- 乳房疼痛
- 乳房肿块
- 月经不调
- 乳头溢液

  乳腺增生是指乳腺上皮和纤维组织增生，乳腺组织导管和乳小叶在结构上的退行性病变及进行性结缔组织的生长，其发病原因主要是内分泌激素失调。乳腺增生是女性最常见的乳房疾病，多发于30～50岁女性，发病高峰为35～40岁。近些年来该病发病率呈逐年上升的趋势，发病年龄也越来越低龄化。主要症状以乳房疼痛及乳房肿块为主，且多与月经不调、情志变化、劳累过度等因素有关，或伴乳头痛、乳头溢液等。中医认为乳腺小叶增生系肝气郁结所致，与情绪异常等因素有关。乳腺增生的按摩治疗可缓解乳腺增生带来的疼痛感，并可调节内分泌，消除肿胀，长期按摩还可以起到软化肿块的效果。

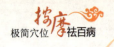

指推膻中穴

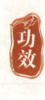

开胸散结 化痰理气

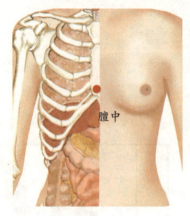

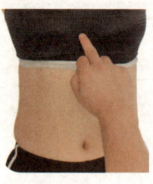

【按摩方法】被按摩者仰卧，按摩者用拇指自下而上推膻中穴约2分钟，以局部出现酸、麻、胀感觉为佳。

【定位取穴】该穴位于胸部，前正中线上，两乳头连线的中点。

按揉屋翳穴

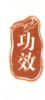

涤痰通络 疏肝解郁

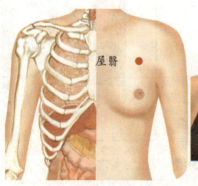

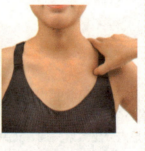

【按摩方法】被按摩者仰卧，按摩者用两手拇指指腹沿顺时针方向按揉屋翳穴约2分钟，然后沿逆时针方向按揉约2分钟，以局部出现酸、麻、胀感觉为佳。

【定位取穴】该穴位于胸部，第2肋间隙，距前正中线旁开4寸。

点揉乳根穴

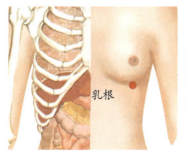
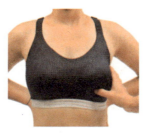

功效　通乳化瘀　丰胸

【按摩方法】被按摩者仰卧，按摩者将拇指、食指分开，用虎口处轻轻上托乳房，食指或中指稍用力下压，缓慢点揉位于肋间隙内的乳根穴5～10分钟，动作宜轻揉缓和，逐渐用力，使穴位出现酸胀感。为了增强效果，还可沿着肋间隙在乳房下缘的其他部位点揉。

【定位取穴】该穴位于胸部，乳头直下，乳房根部，第5肋间隙，距前正中线4寸处。

按揉乳四穴

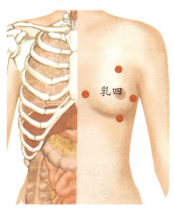
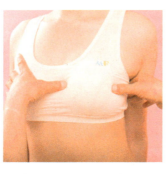

功效　治疗乳房发育不良　乳腺增生　乳头凹陷　乳房下垂　乳房疼痛　乳汁不足等

【按摩方法】被按摩者仰卧，按摩者用中指或食指沿顺时针方向点揉乳四穴，每穴约1分钟，然后沿逆时针方向点揉约1分钟，以局部有酸胀感为佳。

【定位取穴】该穴在以乳头为中心的垂直线、水平线上，分别在距乳头3横指宽处，上、下、左、右各有一穴。

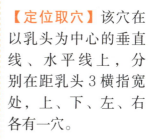

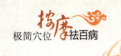

点按内关穴

理气止痛

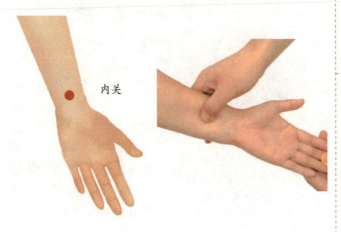

【定位取穴】该穴位于前臂掌侧，曲泽与大陵的连线上，腕横纹上2寸，掌长肌腱与桡侧腕屈肌腱之间。

【按摩方法】按摩者左手托着被按摩者的前臂，右手拇指或食指点按内关穴约1分钟，以局部感到酸胀并向腕部和手放射为佳。

按揉天溪穴

宽胸理气止咳通乳

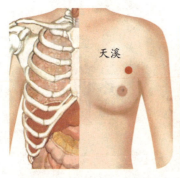
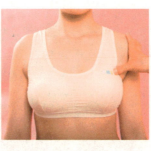

【按摩方法】被按摩者仰卧，按摩者用食指指腹沿顺时针方向按揉天溪穴约2分钟，然后沿逆时针方向按揉约2分钟，以局部出现酸、麻、胀感觉为佳。

【定位取穴】该穴位于胸外侧部，第4肋间隙，距前正中线6寸处。

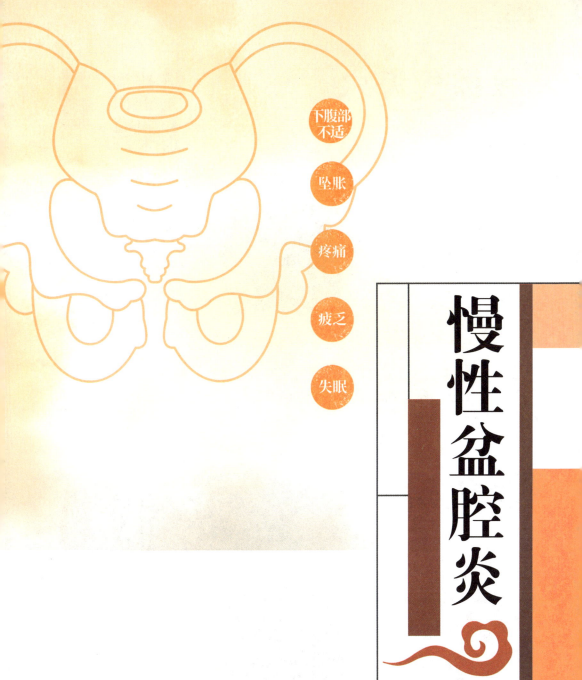

慢性盆腔炎

下腹部不适
坠胀
疼痛
疲乏
失眠

　　慢性盆腔炎是妇科常见病，多由急性盆腔炎治疗不当迁延所致，也有部分患者急性期不明显，一开始发病即为慢性。它主要表现为下腹部不适，有坠胀和疼痛感觉，下腰部酸痛，月经和白带量增多，可伴有疲乏、全身不适、失眠等症。在劳累、性交后，排便时及月经前后症状加重。中医认为盆腔炎系风、寒、湿之邪侵袭，或饮食、七情之变，致脾肾功能失调，气机阻滞，瘀血、痰饮、湿浊之邪积聚胞宫而发病。按摩相关穴位有助于理气活血、散寒除湿，或清热利湿。

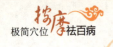

按揉气海穴

温阳益气　扶正固本　培元补虚

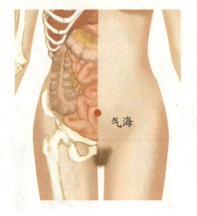 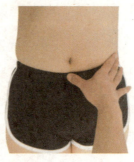

【按摩方法】被按摩者仰卧，按摩者用拇指指腹按压气海穴约30秒，然后沿顺时针方向按揉约2分钟，以局部出现酸、麻、胀感觉为佳。

【定位取穴】该穴位于下腹部，前正中线上，脐下1.5寸。直线连接肚脐与耻骨联合上方，将其分为十等份，从肚脐向下至耻骨联合上缘3/10的位置即是。

点按关元穴

固本培元　益肾壮阳

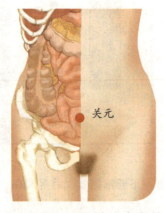 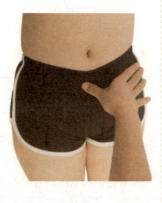

【按摩方法】被按摩者仰卧，按摩者用拇指指腹轻轻点按关元穴约2分钟，以局部出现酸、麻、胀感觉为佳。

【定位取穴】该穴位于脐下3寸，腹正中线上。

按揉阴陵泉穴

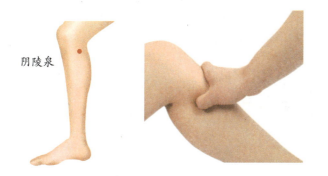

功效　清热利湿　健脾理气　益肾调经　通经活络

【定位取穴】该穴位于小腿内侧，用拇指沿小腿内侧骨内缘（胫骨内侧）由下往上推，拇指抵至膝关节下时，胫骨向内上弯曲之凹陷处。

【按摩方法】被按摩者坐位或仰卧，膝盖稍弯曲，按摩者用拇指沿顺时针方向按揉阴陵泉穴约2分钟，然后沿逆时针方向按揉约2分钟，以局部出现酸、麻、胀感觉为佳。

点揉子宫穴

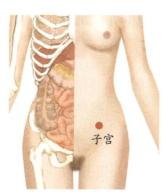
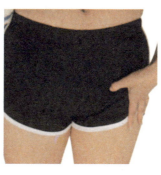

功效　活血化瘀　理气止痛

【定位取穴】该穴位于下腹部，脐下约1横掌处（脐下4寸）左右旁开4横指（正中线旁开3寸）即是。

【按摩方法】按摩者用双手食指、中指按压两旁子宫穴，稍加压力，缓缓点揉，以酸胀为度，操作5分钟，以腹腔内有热感为最佳。

第四章　夫妻按摩　告别妇科、男科病

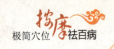

推擦八髎穴

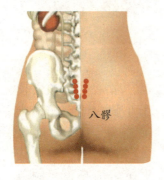
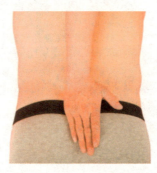

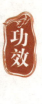

功效

温经散寒　调和气血　补益下焦　清热利湿

【按摩方法】被按摩者屈肘前俯，坐在矮凳上，按摩者立其侧，手掌伸直，用掌面着力，紧贴骶部两侧皮肤，自上向下，连续不断地直线往返，摩擦5～10分钟，以局部出现酸、麻、胀感觉为佳。

【定位取穴】该穴位于骶椎。包括上髎、次髎、中髎和下髎，左右共八个穴位，分别在第一、二、三、四骶后孔中，合称"八髎"。

按揉三阴交穴

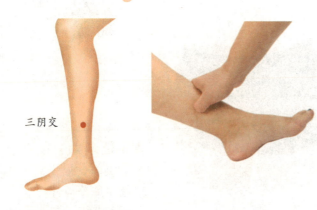

功效

健脾养血　调经止痛　宁心安神

【按摩方法】被按摩者仰卧，按摩者用拇指沿顺时针方向按揉三阴交穴约2分钟，然后沿逆时针方向按揉约2分钟，以局部出现酸、麻、胀感觉为佳。

【定位取穴】该穴位于小腿内侧，足内踝尖上3寸，胫骨内侧缘后方。以手4指并拢，小指下缘紧靠内踝尖上，食指上缘所在水平线与胫骨后缘的交点处。

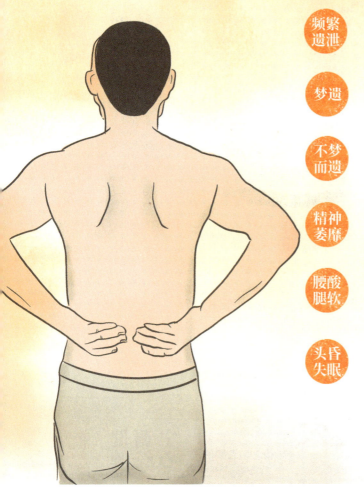
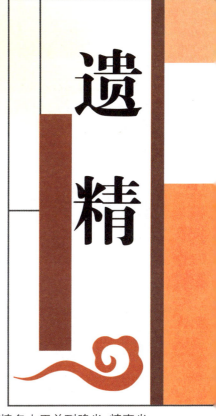

频繁遗泄

梦遗

不梦而遗

精神萎靡

腰酸腿软

头昏失眠

遗精

　　遗精是指精液不因性交而遗出生殖器，其中夜梦而遗精的，称为"梦遗"，亦称"滑精"。一般健康男性，每月遗精1～2次属正常现象，所谓精满自溢，不属病态。本病所论述的范围是指精液不正常的频繁遗泄，或梦遗，或不梦而遗，甚至清醒时亦滑漏，并伴有精神萎靡、腰酸腿软、头昏失眠等全身症状。现代医学认为遗精多由于前列腺炎、精囊炎、神经衰弱等所致。中医根据临床症状把遗精分为虚实两类。虚者多系心肾亏耗，君相火旺或肾元虚惫，精关不固所致；实者则由于嗜食烟酒而致下焦湿热，或情志不遂，肝火内蕴，扰动精室所致。两者共同症状除遗精外，亦伴心烦意乱，腰膝酸软，虚者兼有头晕耳鸣、精神萎靡、形体消瘦；实者则可见面红目赤、烦躁易怒、口苦、大便不畅、舌红、苔腻、脉数等症。根据虚则补之，实则泻之的原则，按摩治疗遗精，虚证治以补肾固精、交通心肾，实证治以清肝泻火、清热利湿。

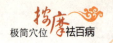

点按关元穴

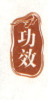

功效

固本培元 益肾壮阳

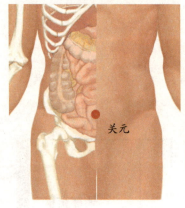
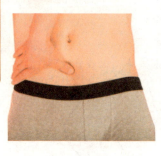

关元

【定位取穴】该穴位于脐下3寸，腹正中线上。

【按摩方法】被按摩者仰卧，按摩者用拇指指腹轻轻点按关元穴约2分钟，以局部出现酸、麻、胀感觉为佳。

按揉三阴交穴

功效

健脾养血 调经止痛 宁心安神

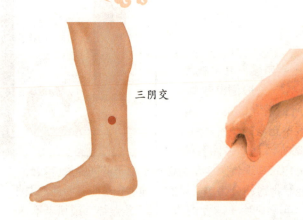

三阴交

【定位取穴】该穴位于小腿内侧，足内踝尖上3寸，胫骨内侧缘后方。以手4指并拢，小指下缘紧靠内踝尖上，食指上缘所在水平线与胫骨后缘的交点处。

【按摩方法】被按摩者仰卧，按摩者用拇指沿顺时针方向按揉三阴交穴约2分钟，然后沿逆时针方向按揉约2分钟，以局部出现酸、麻、胀感觉为佳。

按揉肾俞穴

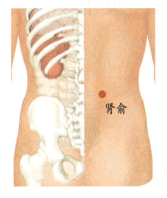 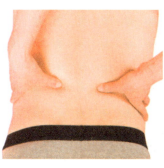

功效：温补肾阳 滋补肾阴

【定位取穴】该穴位于腰部，第2腰椎棘突下，旁开1.5寸。与肚脐相对应处即为第2腰椎，其棘突下缘旁开约2横指（食指、中指）处。

【按摩方法】被按摩者俯卧，按摩者用双手拇指重叠按压肾俞穴1分钟，再沿顺时针方向按揉约1分钟，然后沿逆时针方向按揉约1分钟，以局部出现酸、麻、胀感觉为佳。

按揉心俞穴

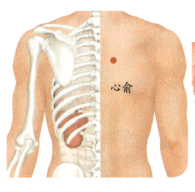 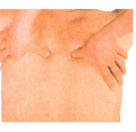

功效：宁心安神

【定位取穴】该穴位于背部，第5胸椎棘突下，旁开1.5寸。由平双肩胛骨下角之椎骨（第7胸椎），往上推2个椎骨，即第5胸椎棘突下缘，旁开约2横指（食指、中指）处。

【按摩方法】被按摩者俯卧，按摩者站于一旁，用两手拇指指腹沿顺时针方向按揉心俞穴约2分钟，然后沿逆时针方向按揉约2分钟，以局部出现酸、麻、胀感觉为佳。

第四章 夫妻按摩 告别妇科、男科病

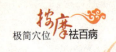

按揉命门穴

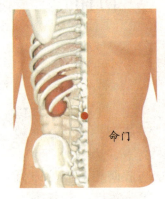
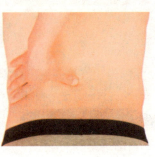

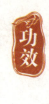

功效 固本温中 滋阴降火

【定位取穴】该穴位于腰部,后正中线上,第2腰椎棘突下凹陷处。

【按摩方法】被按摩者俯卧,按摩者用拇指沿顺时针方向按揉命门穴约2分钟,然后沿逆时针方向按揉约2分钟,以局部出现酸、麻、胀感觉为佳。

点揉神门穴

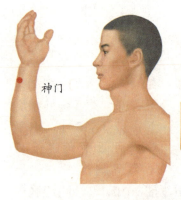
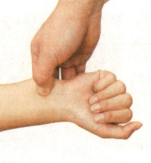

功效 养心安神 通经活络

【定位取穴】该穴位于腕部,腕掌侧横纹尺侧端,尺侧腕屈肌腱的桡侧凹陷处。

【按摩方法】按摩者站在被按摩者一侧,一手托着其前臂,用拇指点按神门穴大约1分钟,左右手交替进行,以局部出现酸、麻、胀感觉为佳。

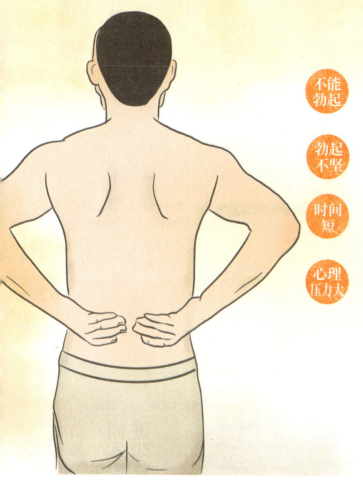
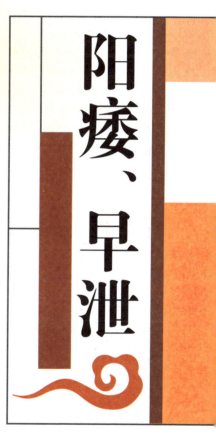

阳痿、早泄

- 不能勃起
- 勃起不坚
- 时间短
- 心理压力大

　　阳痿是指在有性欲要求时，阴茎不能勃起或勃起而不坚，或者虽然有勃起且有一定的硬度，但不能保持足够的性交时间，因而妨碍性交或不能完成性交。早泄是射精发生在阴茎插入阴道前或插入阴道后1分钟以内，不能进行正常性生活的一种男性性功能障碍。早泄和阳痿有内在的联系，男人长期早泄，心理压力会很大，心理压力大会导致阳痿，一般通过"渐进式延时训练法"来解决早泄，并结合心理咨询师的指导来缓解压力，达到早泄和阳痿一起解决的目的。按摩相关穴位可疏通经络、滋养肾脏，从而达到治疗疾病的目的。

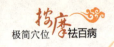

按揉肾俞穴

功效
温补肾阳
滋补肾阴

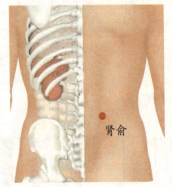
肾俞

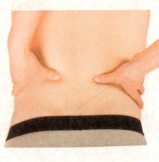

【定位取穴】该穴位于腰部，第2腰椎棘突下，旁开1.5寸。与肚脐相对应处即为第2腰椎，其棘突下缘旁开约2横指（食指、中指）处。

【按摩方法】被按摩者俯卧，按摩者用双手拇指重叠按压肾俞穴1分钟，再沿顺时针方向按揉约1分钟，然后沿逆时针方向按揉约1分钟，以局部出现酸、麻、胀感觉为佳。

按揉命门穴

功效
固本温中
滋阴降火

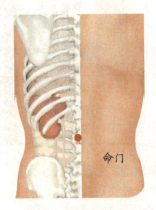
命门

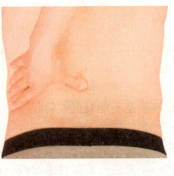

【定位取穴】该穴位于腰部，后正中线上，第2腰椎棘突下凹陷处。

【按摩方法】被按摩者俯卧，按摩者用拇指沿顺时针方向按揉命门穴约2分钟，然后沿逆时针方向按揉约2分钟，以局部出现酸、麻、胀感觉为佳。

按揉三阴交穴

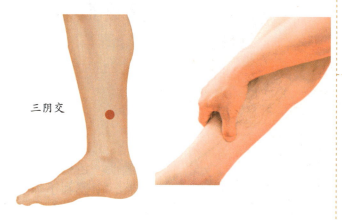

 功效 健脾养血 调经止痛 宁心安神

【定位取穴】该穴位于小腿内侧，足内踝尖上3寸，胫骨内侧缘后方。以手4指并拢，小指下缘紧靠内踝尖上，食指上缘所在水平线与胫骨后缘的交点处。

【按摩方法】被按摩者仰卧，按摩者用拇指沿顺时针方向按揉三阴交穴约2分钟，然后沿逆时针方向按揉约2分钟，以局部出现酸、麻、胀感觉为佳。

点按关元穴

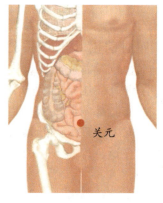
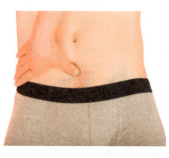

 功效 固本培元 益肾壮阳

【定位取穴】该穴位于脐下3寸，腹正中线上。

【按摩方法】被按摩者仰卧，按摩者用拇指指腹轻轻点按关元穴约2分钟，以局部出现酸、麻、胀感觉为佳。

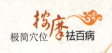

推擦八髎穴

功效　温经散寒　调和气血　补益下焦　清热利湿

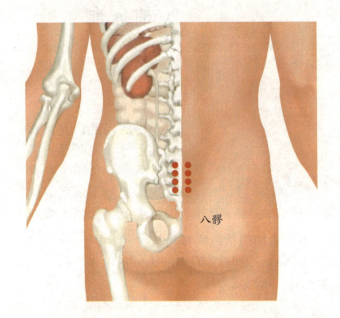

八髎

【定位取穴】该穴位于骶椎。包括上髎、次髎、中髎和下髎，左右共八个穴位，分别在第一、二、三、四骶后孔中，合称"八髎"。

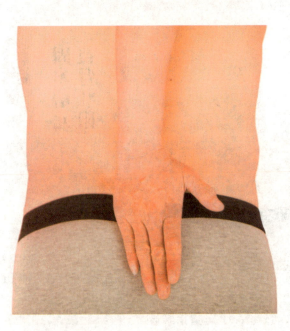

【按摩方法】被按摩者屈肘前俯，坐在矮凳上，按摩者立其侧，手掌伸直，用掌面着力，紧贴骶部两侧皮肤，自上向下，连续不断地直线往返，摩擦5~10分钟。

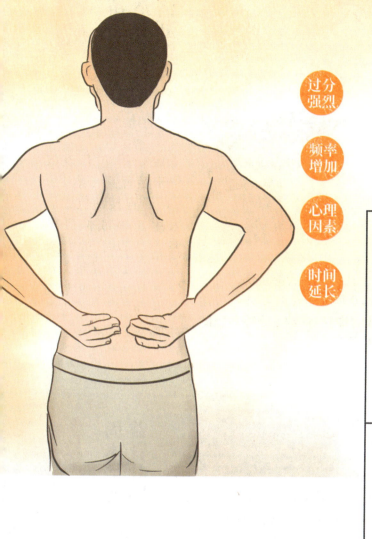
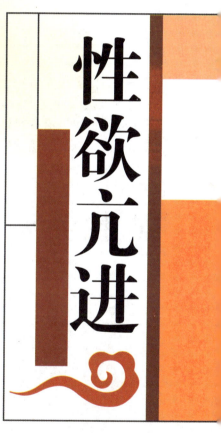

性欲亢进

- 过分强烈
- 频率增加
- 心理因素
- 时间延长

　　性欲亢进是性欲望、性冲动过分强烈和旺盛的病症。性欲亢进表现为频繁的性兴奋，性行为异常迫切，同房频率增加，同房时间延长，超出了正常人所能接受的水平。性欲亢进多数都是精神心理因素引起的，宜进行心理治疗，正确对待性生活，既有利于身体健康又有利于夫妻和睦。按摩相关穴位可控制性欲，减少性冲动。

点按太冲穴

功效　镇静安神　清利头目　清肝泻火

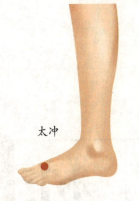
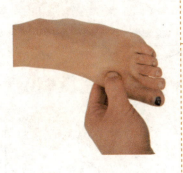

【定位取穴】该穴位于足背侧，第1、2跖骨连接部位中。采用正坐或仰卧的姿势，以手指沿拇趾、次趾夹缝向上移压，压至能感觉到动脉应手，即是太冲穴。

【按摩方法】按摩者一手托着按摩者的足部，另一手拇指点按太冲穴大约30秒，沿顺时针方向按揉约1分钟，然后沿逆时针方向按揉约1分钟，以局部出现酸、麻、胀感觉为佳。

点按关元穴

功效　固本培元　益肾壮阳

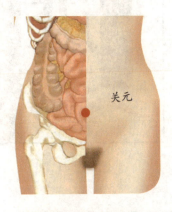
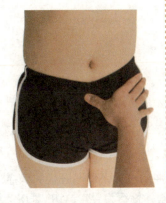

【定位取穴】该穴位于脐下3寸，腹正中线上，仰卧取穴。

【按摩方法】被按摩者仰卧，按摩者用拇指指腹轻轻点按关元穴约2分钟，以局部出现酸、麻、胀感觉为佳。

按揉三阴交穴

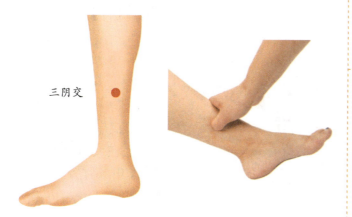

【功效】
健脾养血
调经止痛
宁心安神

【定位取穴】 该穴位于小腿内侧，足内踝尖上3寸，胫骨内侧缘后方。以手4指并拢，小指下缘紧靠内踝尖上，食指上缘所在水平线与胫骨后缘的交点处。

【按摩方法】 被按摩者仰卧，按摩者用拇指沿顺时针方向按揉三阴交穴约2分钟，然后沿逆时针方向按揉约2分钟，以局部出现酸、麻、胀感觉为佳。

按揉中极穴

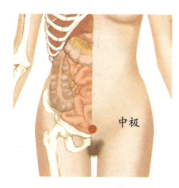
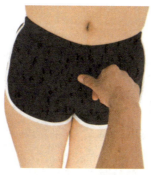

【功效】
调和气血
清热利湿
消痛止痒

【定位取穴】 该穴位于下腹部，前正中线上，脐下4寸。

【按摩方法】 被按摩者仰卧，按摩者用拇指按压中极穴1分钟，再沿顺时针方向按揉约1分钟，然后沿逆时针方向按揉约1分钟，以局部出现酸、麻、胀感觉为佳。

第四章 夫妻按摩 告别妇科、男科病

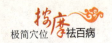

按揉足三里穴

功效

调理脾胃 补中益气 通经活络

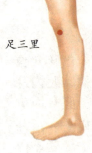

足三里

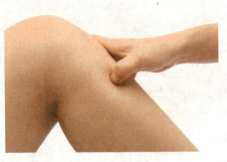

【定位取穴】该穴位于外膝眼下3寸，胫骨前肌上，在腓骨与胫骨之间，由胫骨旁量约1横指处。

【按摩方法】被按摩者膝盖稍弯曲，按摩者用拇指沿顺时针方向按揉足三里穴约2分钟，然后沿逆时针方向按揉约2分钟，以局部出现酸、麻、胀感觉为佳。

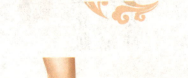

男性性欲亢进加大赫、涌泉穴

按揉大赫穴

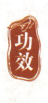

功效

益肾壮阳

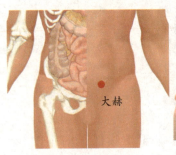

大赫

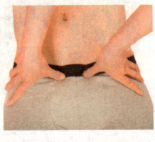

【定位取穴】该穴位于肚脐下4寸，前正中线旁开0.5寸处。

【按摩方法】被按摩者仰卧，按摩者用拇指沿顺时针方向按揉大赫穴约2分钟，再沿逆时针方向按揉约2分钟，以感到酸胀为宜。

搓揉涌泉穴

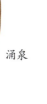

功效：平肝潜阳 固本培元 强身健体

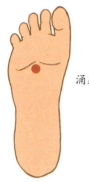

涌泉

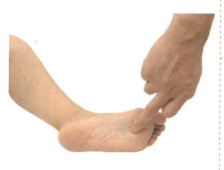

【定位取穴】该穴位于足前部凹陷处第2、3趾趾缝纹头端与足跟连线的前1/3处。

【按摩方法】按摩者一手托着按摩者的脚，另一手拇指从足跟经涌泉穴搓向足尖约1分钟，然后按揉约1分钟，左右脚交替进行，以局部出现酸、麻、胀感觉为佳。

女性性欲穴进加归来、曲骨穴

按揉归来穴

功效：活血化瘀 理气调经

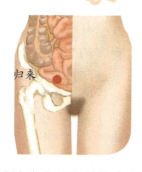

归来

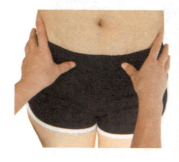

【定位取穴】该穴处于下腹部，当脐下4寸，距前正中线2寸处。

【按摩方法】被按摩者仰卧，按摩者用双手食指、中指沿顺时针方向按揉归来、子宫穴约2分钟，然后沿逆时针方向按揉约2分钟，以局部出现酸、麻、胀感觉为佳。

第四章 夫妻按摩 告别妇科、男科病

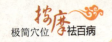

按揉曲骨穴

补肾调经

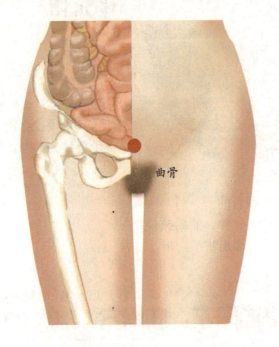

曲骨

【定位取穴】该穴位于下腹部耻骨联合上缘中点处。

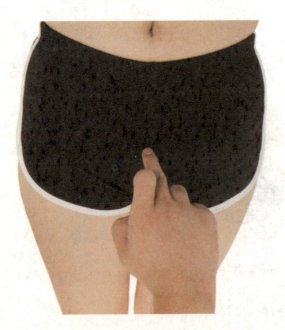

【按摩方法】被按摩者仰卧，按摩者用拇指沿顺时针方向按揉曲骨穴约2分钟，然后沿逆时针方向按揉约2分钟，以局部出现酸、麻、胀感觉为佳。

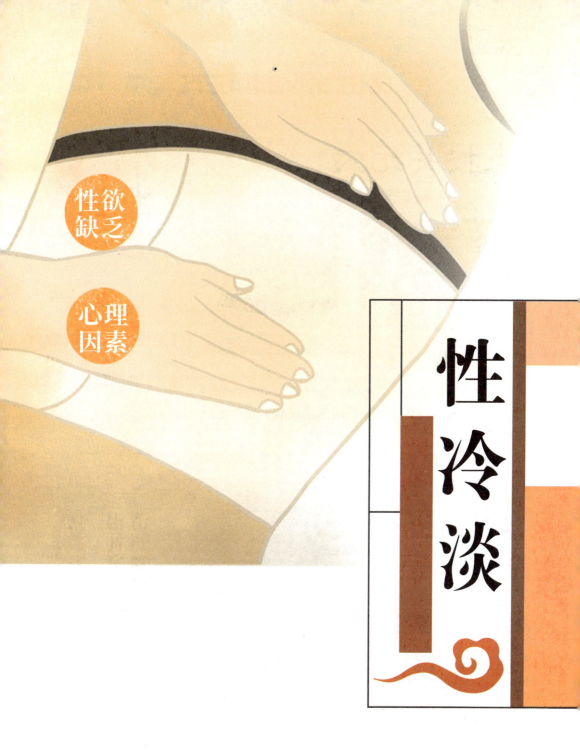

性冷淡

性欲缺乏

心理因素

    性冷淡是指性欲缺乏，即对性生活无兴趣，也有说是性欲减退。性冷淡与性快感缺乏是两个不同的概念，两者可以同时出现，亦可不同时出现。引起性冷淡的原因主要是心理因素，夫妻相互按摩可以很好地增进夫妻感情，治疗因心理因素造成的性冷淡，增强性激情。

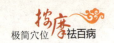

男性性冷淡按摩主穴

点按关元穴

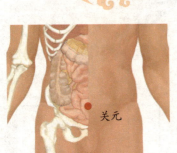 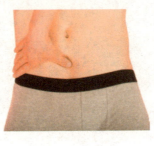

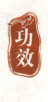

功效 固本培元 益肾壮阳

【定位取穴】该穴位于脐下3寸，腹正中线上，仰卧取穴。

【按摩方法】被按摩者仰卧，按摩者用拇指指腹轻轻点按关元穴约2分钟，以局部出现酸、麻、胀感觉为佳。

按揉曲骨穴

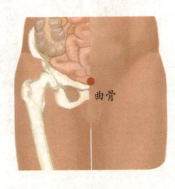 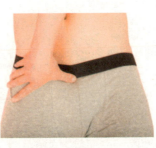

功效 温补肾阳 清热利湿

【定位取穴】该穴位于下腹部耻骨联合上缘中点处。

【按摩方法】被按摩者仰卧，按摩者用拇指沿顺时针方向按揉曲骨穴约2分钟，然后沿逆时针方向按揉约2分钟，以局部出现酸、麻、胀感觉为佳。

按揉肾俞穴

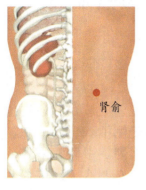
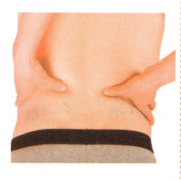

功效　温补肾阳　滋补肾阴

【按摩方法】被按摩者俯卧，按摩者用双手拇指重叠按压肾俞穴1分钟，再沿顺时针方向按揉约1分钟，然后沿逆时针方向按揉约1分钟，以局部出现酸、麻、胀感觉为佳。

【定位取穴】该穴位于腰部，第2腰椎棘突下，旁开1.5寸。与肚脐相对应处即为第2腰椎，其棘突下缘旁开约2横指（食指、中指）处。

第四章　夫妻按摩　告别妇科、男科病

按揉命门穴

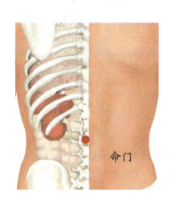
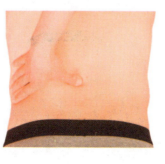

功效　固本温中　滋阴降火

【按摩方法】被按摩者俯卧，按摩者用拇指沿顺时针方向按揉命门穴约2分钟，然后沿逆时针方向按揉约2分钟，以局部出现酸、麻、胀感觉为佳。

【定位取穴】该穴位于腰部，后正中线上，第2腰椎棘突下凹陷处。

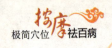

推擦八髎穴

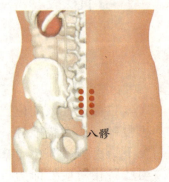
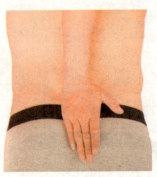

功效　温经散寒　调和气血　补益下焦　清热利湿

【按摩方法】被按摩者屈肘前俯，坐在矮凳上，按摩者立其侧，手掌伸直，用掌面着力，紧贴骶部两侧皮肤，自上向下，连续不断地直线往返，摩擦5~10分钟。

【定位取穴】该穴位于骶椎。包括上髎、次髎、中髎和下髎，左右共八个穴位，分别在第一、二、三、四骶后孔中，合称"八髎"。

按揉会阳穴

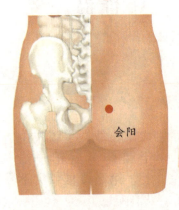
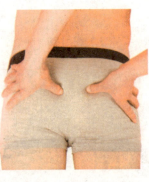

功效　清热利湿　补阳益气

【按摩方法】被按摩者俯卧，双腿分开，按摩者用拇指轻轻点按揉会阳穴约2分钟，以局部出现酸、麻、胀感觉为佳。

【定位取穴】该穴位于骶部，尾骨端旁开0.5寸处。

按揉三阴交穴

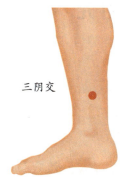
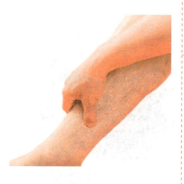

功效

健脾养血
调经止痛
宁心安神

【定位取穴】该穴位于小腿内侧，足内踝尖上3寸，胫骨内侧缘后方。以手4指并拢，小指下缘紧靠内踝尖上，食指上缘所在水平线与胫骨后缘的交点处。

【按摩方法】被按摩者仰卧，按摩者用拇指沿顺时针方向按揉三阴交穴约2分钟，然后沿逆时针方向按揉约2分钟，以局部出现酸、麻、胀感觉为佳。

女性性冷淡按摩主穴

按揉中极穴

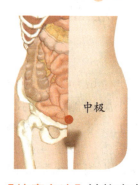
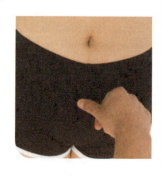

功效

调和气血
清热利湿
消痛止痒

【定位取穴】该穴位于下腹部，前正中线上，当脐下4寸。

【按摩方法】被按摩者仰卧，按摩者用拇指按压中极穴1分钟，再沿顺时针方向按揉约1分钟，然后沿逆时针方向按揉约1分钟，以局部出现酸、麻、胀感觉为佳。

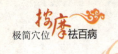

点按关元穴

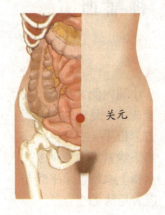

功效

固本培元 益肾壮阳

【定位取穴】该穴位于脐下3寸，腹正中线上。

【按摩方法】被按摩者仰卧，按摩者用拇指指腹轻轻点按关元穴约2分钟，以局部出现酸、麻、胀感觉为佳。

按揉三阴交穴

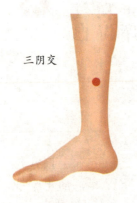
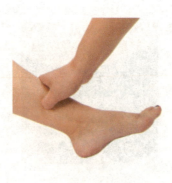

功效

健脾养血 调经止痛 宁心安神

【定位取穴】该穴位于小腿内侧，足内踝尖上3寸，胫骨内侧缘后方。以手4指并拢，小指下缘紧靠内踝尖上，食指上缘所在水平线与胫骨后缘的交点处。

【按摩方法】被按摩者仰卧，按摩者用拇指沿顺时针方向按揉三阴交穴约2分钟，然后沿逆时针方向按揉约2分钟，以局部出现酸、麻、胀感觉为佳。

按揉子宫穴

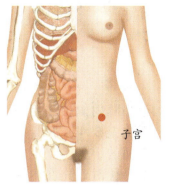 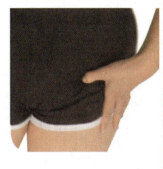

功效
调经理气 和血

【定位取穴】该穴位于下腹部，脐下1横掌处（脐下4寸）。左右旁开约4横指（正中线旁开3寸）之处。

【按摩方法】被按摩者仰卧，按摩者用双手食指、中指沿顺时针方向按揉归来穴、子宫穴约2分钟，然后沿逆时针方向按揉约2分钟，以局部出现酸、麻、胀感觉为佳。

按揉曲骨穴

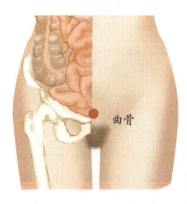 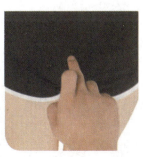

功效
通利小便 调经止痛

【定位取穴】该穴位于下腹部耻骨联合上缘中点处。

【按摩方法】被按摩者仰卧，按摩者用拇指沿顺时针方向按揉曲骨穴约2分钟，然后沿逆时针方向按揉约2分钟，以局部出现酸、麻、胀感觉为佳。

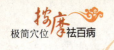

按揉蠡沟穴

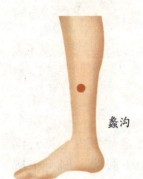
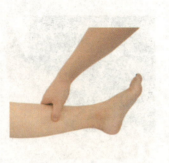

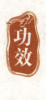

疏肝理气
调经止带

【定位取穴】该穴位于小腿内侧，当足内踝尖上5寸，胫骨内侧面的中央。正坐或仰卧位时，先在内踝尖上5寸的胫骨内侧面上做一水平线，当胫骨内侧面的后中1/3交点处。

【按摩方法】被按摩者仰卧，小腿微微向外撇开，按摩者用中指沿顺时针方向按揉蠡沟穴约2分钟，然后沿逆时针方向按揉约2分钟，以局部出现酸、麻、胀感觉为佳。

按揉会阳穴

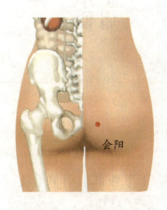
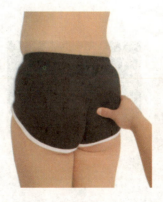

清热利湿
补阳益气

【定位取穴】该穴位于骶部，尾骨端旁开0.5寸处。

【按摩方法】被按摩者俯卧，双腿分开，按摩者用拇指轻轻点按揉会阳穴约2分钟，以局部出现酸、麻、胀感觉为佳。

PART 5

第五章
捏捏按按
保健美容特轻松

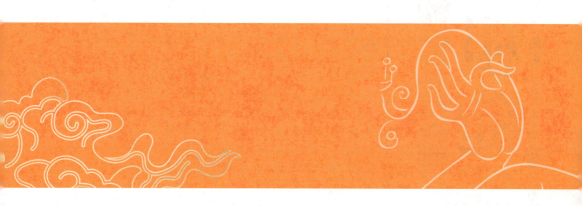

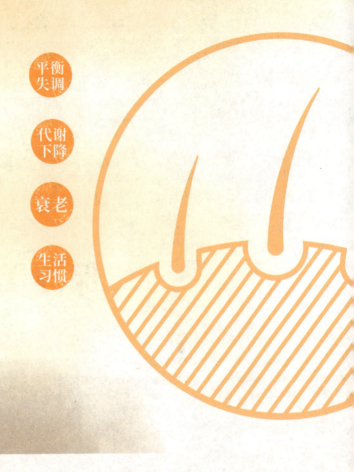

皮肤粗糙

平衡失调

代谢下降

衰老

生活习惯

　　皮肤粗糙多是因为肌肤水油平衡失调、新陈代谢能力下降所致。日常生活中，强烈的紫外线照射，干燥的环境肌肤，工作压力大，不良的生活习惯（如熬夜、吃快餐、吸烟）等因素都会导致肌肤越来越干燥，若长期得不到改善，会出现皮肤干裂粗糙的现象。皮肤粗糙是人体衰老的表现之一。按摩是一种强弱适宜的刺激，可以促进血液循环，使皮脂和汗液分泌正常，增强皮下组织的功能，使皮肤更具活力。所以，按摩在恢复皮肤疲劳、预防皮肤老化方面有较为理想的效果。

按揉肺俞穴

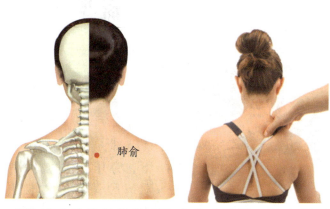

调补肺气 补虚清热
【功效】

【定位取穴】该穴位于背部,第3胸椎棘突下,旁开1.5寸。由平双肩胛骨下角之椎骨（第7胸椎）,往上推4个椎骨,即第3胸椎棘突下缘,旁开约2横指（食指、中指）处。

【按摩方法】被按摩者取坐位或俯卧,按摩者两手拇指同时用力,沿顺时针方向按揉肺俞穴约2分钟,然后沿逆时针方向按揉约2分钟,以局部出现酸、麻、胀感觉为佳。

按揉曲池穴

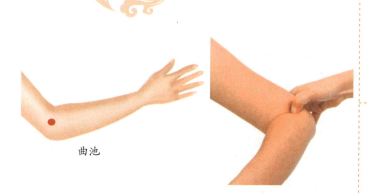

清热解表 解热毒
【功效】

【定位取穴】该穴位于肘横纹外侧端,屈肘时,尺泽与肱骨外上髁连线的中点。

【按摩方法】按摩者一手托着被按摩者的手臂,另一手拇指沿顺时针方向按揉曲池穴约2分钟,然后沿逆时针方向按揉约2分钟,左右手交替进行,以局部出现酸、麻、胀感觉为佳。

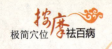

按揉膈俞穴

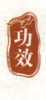

功效　养血和营　理气止痛

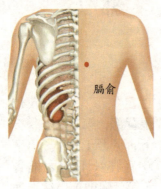
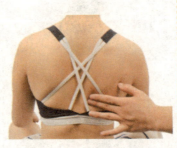

膈俞

【定位取穴】该穴位于背部，第7胸椎棘突下，旁开1.5寸。由平双肩胛骨下角之椎骨（第7胸椎），其棘突下缘旁开约2横指（食指、中指）处。

【按摩方法】被按摩者俯卧，按摩者用两手拇指指腹同时用力，沿顺时针方向按揉膈俞穴约2分钟，然后沿逆时针方向按揉约2分钟，以局部出现酸、麻、胀感觉为佳。

按揉血海穴

功效　活血化瘀　调经止痛

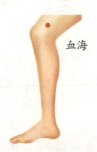
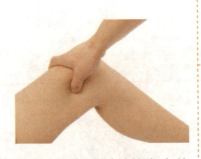

血海

【定位取穴】该穴位于大腿内侧，髌底内侧端上2寸，股四头肌内侧头的隆起处。

【按摩方法】按摩者用双手拇指沿顺时针方向按揉血海穴约1分钟，然后沿逆时针方向按揉约1分钟，以局部出现酸、麻、胀感觉为佳。按摩的时间最好选在每天上午9~11点，因为这个时段是脾经经气的旺时，人体阳气呈上升趋势，所以此时按揉此穴可以达到最好的效果。

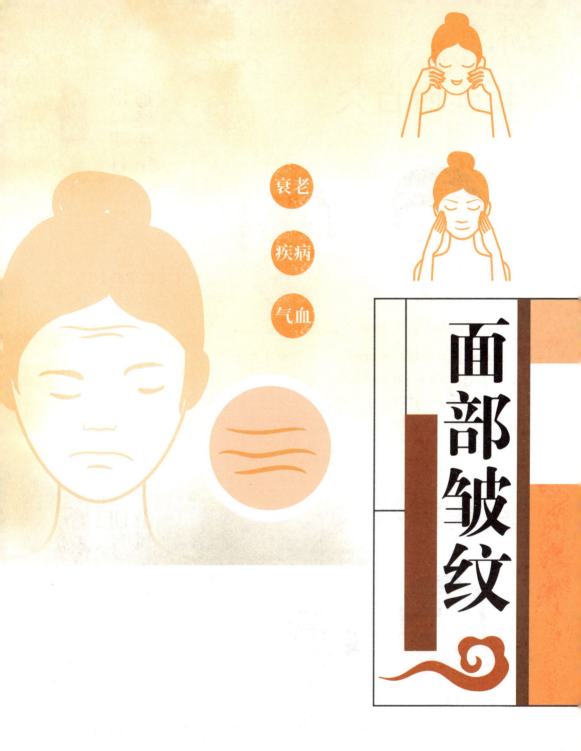

面部皱纹

衰老 · 疾病 · 气血

从中医角度来看，皱纹不仅是衰老的象征，也预示着或者直接反映了某种疾病。中医认为颜面的皮肤是靠气血滋养的，如果气血不足，或者气血瘀滞，脸上也容易出现皱纹。按摩相关穴位能够滋阴养血、润燥生津、疏通经络、濡肌除皱，从而达到消除皱纹的目的。

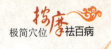

按揉四白穴

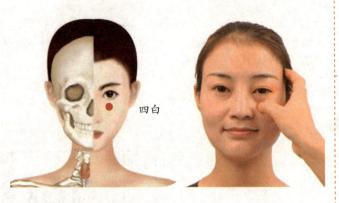

四白

功效 散风明目 通经活络

【按摩方法】被按摩者仰卧，按摩者坐于其头后，用双手拇指沿顺时针方向按揉四白穴约2分钟，然后沿逆时针方向按揉约2分钟，以局部感到酸胀并向整个前额放散为好。

【定位取穴】该穴位于面部瞳孔直下，眶下孔凹陷处。双眼平视时，瞳孔正中央下约2厘米处即是。

点揉颧髎穴

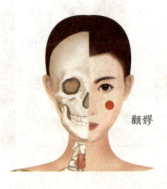

颧髎

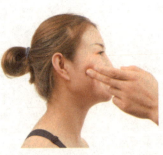

功效 明目 散风消肿

【按摩方法】被按摩者仰卧，按摩者坐于其头后，用双手拇指点按颧髎穴大约30秒，然后沿顺时针方向按揉1分钟，再沿逆时针方向按揉1分钟，以局部感到酸胀并向整个面部放散为好。

【定位取穴】该穴位于面部，目外眦直下，颧骨下缘凹陷处。

点揉巨髎穴

功效 祛风镇痉 清热消肿

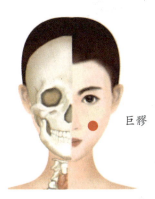

巨髎

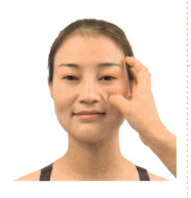

【定位取穴】该穴位于面部，瞳孔直下，平鼻翼下缘处，鼻唇沟外侧。

【按摩方法】被按摩者仰卧，按摩者坐于其头后，用双手拇指点按巨髎穴大约30秒，然后沿顺时针方向按揉1分钟，沿逆时针方向按揉1分钟，以局部感到酸胀并向整个面部放散为佳。

按揉颊车穴

功效 祛风清热 开关通络

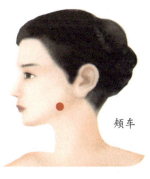

颊车

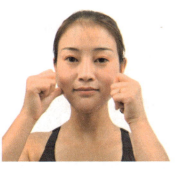

【定位取穴】该穴位于面部，下颌角前上方1横指（中指），闭口咬紧牙时，咬肌隆起；放松时，按之有凹陷处即是。

【按摩方法】按摩者用双手拇指指腹，放于被按摩者同侧面部颊车穴，适当用力，由轻渐重，按压0.5~1分钟，以出现酸、麻、胀感觉为佳。

按揉地仓穴

功效 舒筋活络 活血化瘀

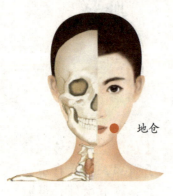
地仓

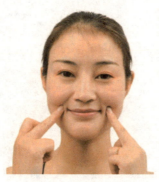

【定位取穴】该穴位于面部，口角旁0.4寸处。

【按摩方法】被按摩者仰卧，按摩者坐于其头后，用双手拇指沿顺时针方向按揉地仓穴2分钟，然后沿逆时针方向按揉2分钟，以局部感到酸胀并向整个面部放射为好。

点揉太渊穴

功效 和血行气 止咳化痰

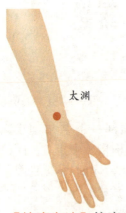
太渊

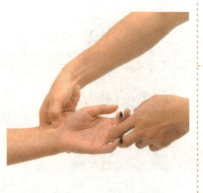

【定位取穴】该穴位于腕掌横纹桡侧端，桡动脉的桡侧凹陷处。

【按摩方法】按摩者一手托着被按摩者的前臂，用拇指点按太渊穴大约2分钟，以感到酸胀为好，左右手交替进行。

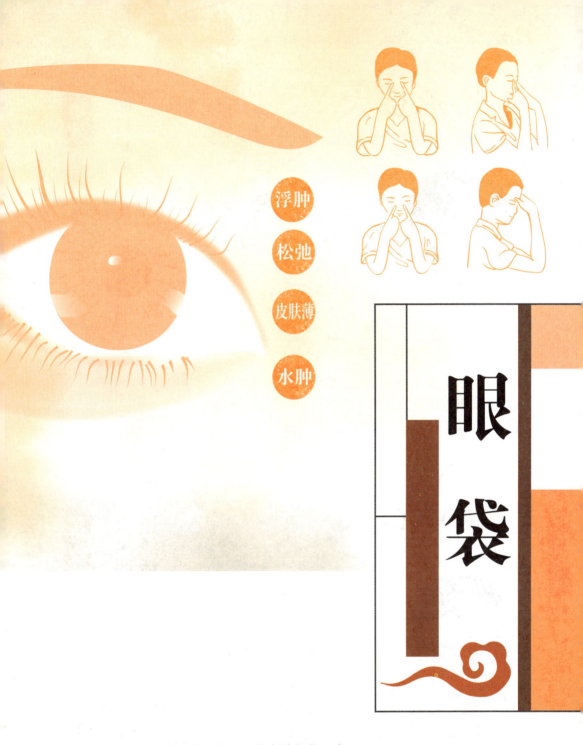

　　眼袋，就是下眼睑浮肿，由于眼睑皮肤很薄，皮下组织薄而松弛，很容易发生水肿现象，从而产生眼袋。眼袋的形成有诸多因素，遗传是重要因素，而且随着年龄的增长愈加明显。中医认为，眼袋的形成与人体的脾胃功能失调有着直接的关系。按摩相关穴位可调理脾胃，行气和血，美容养颜，有助于消除眼袋。

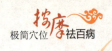

点按承泣穴

明目止痛

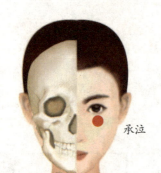

承泣

【按摩方法】被按摩者仰卧，按摩者坐于其头后，用双手拇指点按承泣穴30～50次，以局部感到酸胀为好，每天3～5次。

【定位取穴】该穴位于面部，瞳孔直下方，眼球与下眼眶边缘之间（眼球正下方，眼眶骨凹陷处）。

按揉四白穴

散风明目 通经活络

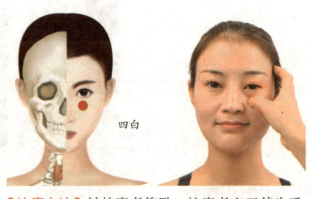

四白

【按摩方法】被按摩者仰卧，按摩者坐于其头后，用双手拇指沿顺时针方向按揉四白穴约2分钟，然后沿逆时针方向按揉约2分钟，以局部感到酸胀并向整个前额放散为好。

【定位取穴】该穴位于面部瞳孔直下，眶下孔凹陷处。双眼平视时，瞳孔正中央下约2厘米处即是。

按揉攒竹穴

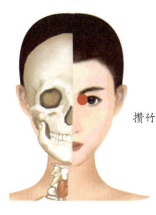
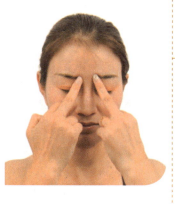

攒竹

功效
清热明目 祛风通络

【定位取穴】 该穴位于左右眉毛内侧，眉头凹陷处。

【按摩方法】 被按摩者仰卧，按摩者坐其头后，双手拇指或中指轻轻按揉攒竹穴约2分钟，以局部有酸胀感为佳。

按揉肩井穴

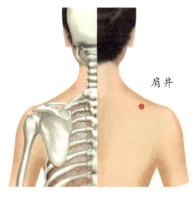
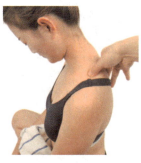

肩井

功效
祛风清热 活络消肿

【定位取穴】 该穴位于肩胛区，第7颈椎棘突与肩峰最外侧点连线中点，肩部最高处，即乳头正上方与肩线交接处。

【按摩方法】 被按摩者取坐位，按摩者用双手拇指按压肩井穴大约1分钟，然后按揉约2分钟，以局部出现酸、麻、胀感觉为佳。

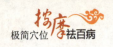

按揉阴陵泉穴

清热利湿
健脾理气
益肾调经
通经活络

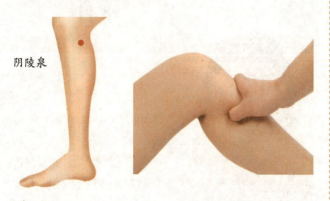

阴陵泉

【按摩方法】被按摩者坐位或仰卧，膝盖稍弯曲，按摩者用拇指沿顺时针方向按揉阴陵泉穴约2分钟，然后沿逆时针方向按揉约2分钟，以局部出现酸、麻、胀感觉为佳。

【定位取穴】该穴位于小腿内侧，用拇指沿小腿内侧骨内缘（胫骨内侧）由下往上推，拇指抵至膝关节下时，胫骨向内上弯曲之凹陷处。

点按睛明穴

明目
消肿止痛

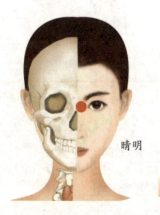

睛明

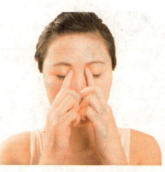

【按摩方法】被按摩者仰卧，按摩者坐其头后，双手拇指或中指轻轻按揉睛明穴约2分钟，以局部有酸胀感为佳。

【定位取穴】该穴位于左右眉毛内侧，眉头凹陷处。

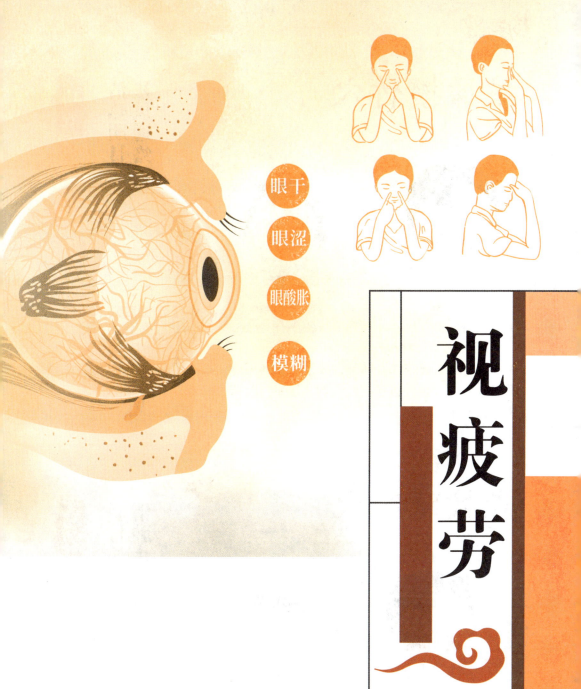

视疲劳

　　视疲劳是一种眼科常见病，它所引起的眼干、眼涩、眼酸胀、视物模糊甚至视力下降，直接影响着人的工作与生活。视疲劳的原因之一是由于人们平时全神贯注看电脑屏幕时，眨眼次数减少，造成眼泪分泌相应减少，同时闪烁荧屏强烈刺激眼睛而引起的。它会导致人的颈、肩等相应部位出现疼痛，还会引发和加重各种眼病。眼部保健按摩法是通过按摩手法刺激穴位，达到疏通经络、调和气血、增强眼部周围的血液循环，改善眼部神经的营养，缓解眼肌疲劳的目的。

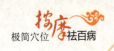

按揉攒竹穴

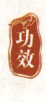

清热明目
祛风通络

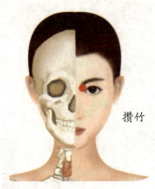
攒竹

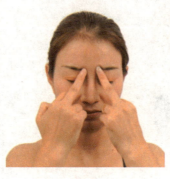

【定位取穴】该穴位于左右眉毛内侧，眉头凹陷处。

【按摩方法】被按摩者仰卧，按摩者坐其头后，双手拇指或中指轻轻按揉攒竹穴约2分钟，以局部有酸胀感为佳。

点按睛明穴

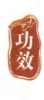

明目
消肿止痛

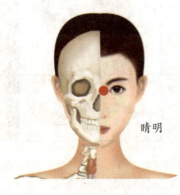
睛明

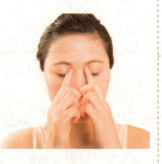

【定位取穴】该穴位于目内眦旁0.1寸处。

【按摩方法】被按摩者仰卧，按摩者坐其头后，双手拇指或中指轻轻按揉睛明穴约2分钟，以局部有酸胀感为佳。

按揉丝竹空穴

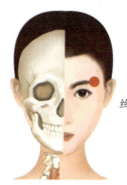
丝竹空

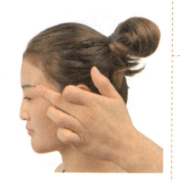

功效
清利头目
散风止痛

【定位取穴】该穴位于面部，眉梢凹陷处。

【按摩方法】被按摩者仰卧，按摩者用双手拇指沿顺时针方向按揉约2分钟，然后沿逆时针方向按揉约2分钟，以局部出现酸、麻、胀感觉为佳。

按揉瞳子髎穴

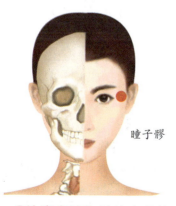
瞳子髎

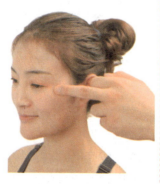

功效
疏散风热
明目止痛

【定位取穴】该穴位于面部，眼睛外侧0.5寸处（目外眦旁，眶外侧缘凹陷处）。

【按摩方法】被按摩者仰卧，按摩者坐于其头后，双手拇指或食指同时按压瞳子髎穴半分钟后，沿顺时针方向按揉1分钟，然后逆时针方向按揉1分钟。

第五章 捏捏按按 保健美容特轻松

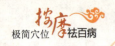

按揉四白穴

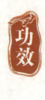

功效

散风明目 通经活络

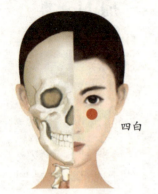

四白

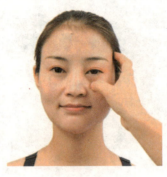

【定位取穴】该穴位于面部瞳孔直下，眶下孔凹陷处。双眼平视时，瞳孔正中央下约2厘米处即是。

【按摩方法】被按摩者仰卧，按摩者坐于其头后，用双手拇指沿顺时针方向按揉四白穴约2分钟，然后沿逆时针方向按揉约2分钟，以局部感到酸胀并向整个前额放散为好。

揉捏风池穴

功效

祛风解表 清利头目

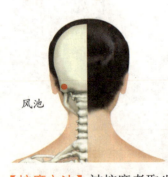

风池

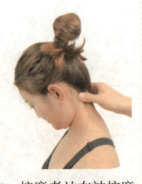

【定位取穴】该穴位于项部，在枕骨之下，与风府穴相平，胸锁乳突肌与斜方肌上端之间的凹陷处（或当后头骨下，两条大筋外缘陷窝中，与耳垂齐平）。

【按摩方法】被按摩者取坐位，按摩者站在被按摩者背后，用拇指指腹或食指、中指两指并拢，用力环行揉按风池穴，同时头部尽力向后仰，以局部出现酸、沉、重、胀感为宜。每次按揉10分钟，早、晚各按揉1次。